2ᵉ CONGRÈS FRANÇAIS
DE CLIMATOTHÉRAPIE ET D'HYGIÈNE URBAINE
ARCACHON, 24-28 Avril 1905 — PAU, 29 Avril

SOUS LA PRÉSIDENCE
De M. le Professeur **RENAUT**, de Lyon
Associé national de l'Académie de Médecine.

SECTION DE CLIMATOTHÉRAPIE

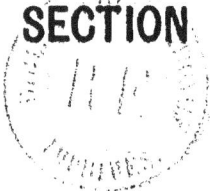

LES

PRÉTUBERCULEUX & LES TUBERCULEUX

EN

CURE FORESTIÈRE ET MARINE

RAPPORT

PAR

Le Docteur Louis GUINON, de Paris
Médecin de l'Hôpital Trousseau.

PARIS
ÉDITIONS DE *LA REVUE DES IDÉES*
7, RUE DU VINGT-NEUF JUILLET, 7

1905

—

LES PRÉTUBERCULEUX ET LES TUBERCULEUX
EN CURE FORESTIÈRE ET MARINE

Rapport par le Docteur Louis GUINON, de Paris

Médecin de l'Hôpital Trousseau

———

Le corps médical d'Arcachon qui compte tant d'observateurs avertis et d'écrivains distingués aurait facilement trouvé parmi ses membres un rapporteur qui, mieux que moi, aurait su dire les mérites et les moyens d'application de la cure marine et forestière. Puisqu'on m'a confié cette tâche, je m'efforcerai d'y apporter l'effort d'une critique attentive, tempérée par la reconnaissance que je conserve à Arcachon pour les nombreux et remarquables résultats que m'a donnés ce climat.

J'étudierai successivement :

1º Les indications générales du climat marin dans la thérapeutique antituberculeuse ;

2º Les caractères du climat marin atlantique ;

3º Ceux du climat marin d'Arcachon ;

4º Les indications particulières de la cure marine et forestière successivement contre la prétuberculose et contre la tuberculose déclarée ;

5º Les modes et les procédés d'application de cette cure ; enfin ses résultats.

I

La Mer en thérapeutique antituberculeuse

C'est chose remarquable que cette question, vieille comme l'histoire de la phtisie elle-même, soit encore tellement discutée qu'à l'heure actuelle les opinions les plus diamétralement opposées sont émises à son sujet.

Pendant longtemps l'action curative de la mer fut admise sans conteste et Laënnec la considérait comme démontrée. Mais la conscience médicale fut très troublée par le mémoire de Jules Rochard (1856) qui montra la fréquence et la gravité de la tuberculose dans le personnel de la flotte. Se basant sur des faits analogues, on vit Johnson, Copland, Foussagrives, Le Roy de Méricourt, Bergeron, prendre parti contre la cure marine ; pendant que, en Angleterre,

Maclaren, Faber, William's, Lindsay publiaient au contraire des documents favorables.

En France, après une longue période d'obscurité et de tâtonnements, la question s'est précisée de plus en plus; grâce aux Congrès de thalassothérapie de Boulogne, Ostende et Biarritz, on commence à voir clair dans cette question. Enfin, le remarquable et tout récent livre de Lalesque, qui réunit tous ces documents, est un plaidoyer en beaucoup de points convaincant de l'efficacité de la cure marine, mais surtout de la cure atlantique mitigée par la forêt.

Malgré cela, à l'heure actuelle encore, l'étude qu'on nous propose n'est pas superflue, car la lecture des comptes rendus des congrès comme des publications les plus récentes ne montrent que contradictions.

En faveur de la cure marine, on a cherché des arguments dans l'immunité que présenteraient les côtes à l'égard de la phtisie. Tandis que les médecins, qui observent dans une population de pêcheurs robustes, relativement sobres, vivant à l'air et souvent au large, rencontrent rarement la tuberculose dans leur clientèle, au contraire, les médecins de la flotte ou de la marine marchande, observant dans un milieu où l'encombrement et les promiscuités de l'entrepont, sans compter l'alcoolisme, facilitent et propagent la tuberculose, voient la fréquence extrême et la gravité de la maladie dans cette population spéciale. De même parmi les habitants misérables des petites villes bretonnes et des grandes villes côtières, la tuberculose abonde, et les médecins qui y exercent sont ainsi conduits à nier l'influence thérapeutique de la mer.

Mais ce n'est pas seulement dans le terrain d'études que gît la cause de ces contradictions.

A ce point de vue rien n'est instructif et décevant à la fois comme le referendum qu'entreprirent en 1902, dans la *Revue de la Tuberculose infantile*, Derecq et Barbier, à la requête de Viaud (de Coutainville) sur la cure marine de la tuberculose. Dans ces réponses dont les origines si diverses et l'actualité immédiate font l'intérêt, on ne trouve que contradictions : non seulement les observateurs, sur une même côte, opposent des opinions différentes, mais dans une même région, dans une même station, on voit affirmer avec la même netteté la guérison possible et l'aggravation inévitable.

Contradictions plus apparentes que réelles, car elles tiennent: 1° à ce qu'on attend de la mer plus qu'elle ne peut donner, en lui demandant à la fois l'immunité et l'action spécifique; 2° à ce qu'on l'accuse de dangers ou tout au moins d'inconvénients qui, bien que réels dans certaines régions, sont tous plus ou moins évitables.

CLIMATS D'IMMUNITÉ ET CLIMATS SPÉCIFIQUES

On en est encore à chercher des *climats d'immunité*, et c'est par l'immunité que l'on veut expliquer l'heureuse action de certaines régions sur la tuberculose.

Cette conception, relativement récente, a été surtout développée et mise en saillie par les fondateurs de stations, plus particulièrement par les fondateurs de sanatoriums. On l'appliqua à l'altitude, et on veut l'appliquer à la mer; elle est devenue maintenant une banalité de prospectus pour stations climatiques.

Et cependant les cures climatiques n'ont rien à gagner à ces dithyrambes qui leur attribuent toutes les qualités, car l'analyse des faits ne répond pas à ces promesses. Il n'y a pas d'immunité locale ou topographique. Si, au bord de la mer ou sur une haute montagne, la phtisie paraît moins fréquente, c'est que « la population y est plus disséminée et l'air plus pur en raison du peu de densité de celle-ci » (Marfan). En d'autres termes, l'immunité cesse là où apparaît un phtisique. La phtisie est de tous les temps, de tous les climats, de toutes les altitudes ; elle apparaît là où se crée l'encombrement. On l'a prouvé pour la montagne ; on peut le prouver tous les jours pour la mer, où les populations mal nourries, mal logées et trop denses, sont aussi tuberculeuses que les autres.

Ne cherchons donc pas dans l'immunité d'un climat le secret de son action sur la tuberculose pulmonaire.

Il n'y a pas plus de *climats spécifiques* qu'il n'y a de climats d'immunité. Il fut un temps où le littoral méditerranéen était considéré comme spécifique contre la tuberculose (Bardet et Klein). Par un revirement dans lequel l'esprit commercial joua peut-être un trop grand rôle, ce fut ensuite la montagne ; et les résultats incontestables qu'elle donnait contribuèrent à jeter le discrédit sur la mer, jusqu'au jour où l'on reconnut que cette supériorité apparente tenait uniquement à la mise en pratique de la méthode de Brœhmer et Dettweiler.

Dès ce moment, on voulut prouver que la cure de la tuberculose n'avait pas besoin d'un climat spécial, qu'on pouvait la conduire utilement partout. Cette réaction était utile, en ce sens qu'elle libérait médecins et malades d'une tradition trop exclusive, qui attendait tout du climat et ne se souciait pas assez de la manière de s'en servir. Elle montrait qu'une hygiène sévère, une technique bien appliquée, sont nécessaires pour tirer d'un climat le maximum d'effets ; mais pour utile qu'elle fût, cette réaction dépassait le but et on le vit bien quand éclata avec une évidence menaçante la campagne des médecins allemands au Congrès de Moscou ; c'était la négation même de la climathérapie ; c'était par là même le déni de justice le plus impudent à l'égard de nos admirables stations françaises.

Oui il n'y a pas de bon climat pour la tuberculose sans l'application d'une hygiène et d'une méthode appropriées, mais combien les résultats sont plus faciles à obtenir quand on dispose d'un climat plus tempéré.

Ce qu'on demande pour la cure de tuberculose, c'est un air pur, un sol sec, une insolation prolongée, de faibles oscillations de température. Ce sont justement là les qualités que réalisent certaines régions participant du climat marin.

C'est pour n'avoir pas envisagé la question sous ce jour que l'on n'arrive pas à s'entendre sur la valeur de la climathérapie marine.

Si donc je dénie l'action spécifique aussi bien au climat marin qu'à tout autre, je m'efforcerai de montrer au contraire les propriétés curatives qu'il prodigue à qui sait s'en servir.

INCONVÉNIENTS OU DANGERS DU CLIMAT MARIN

1° *Inconvénients généraux.*

On reproche cependant au climat côtier la brutalité de ses manifestations, telles que le vent, la luminosité, l'humidité, les refroidissements brusques, les variations barométriques, la contiguïté de deux milieux dont la capacité d'absorption et de réflexion et la conductibilité calorique inégales, créent un échange de courants préjudiciables à un grand nombre de malades (Manquat).

Nous verrons, en étudiant le climat marin dans ses éléments et ses effets, que ces reproches ne sauraient s'étendre à toutes les côtes et *qu'il y a des régions où cela est moins à craindre.*

2° *Accidents que provoquerait la mer chez les tuberculeux.*

a) Aggravation générale de la tuberculose pulmonaire. Ainsi l'ont vu nombre de médecins autorisés de stations maritimes connues (Pascalin à Saint-Pol, Aigre à Boulogne, Viaud à Coutainville, Gaboriaud à Groix, G. Drouineau à la Rochelle, A. Drouineau à Ré, Darboust au Boucau). En tous ces points, la tuberculose marche plus vite qu'ailleurs, au point qu'on est parfois obligé d'envoyer les malades dans les terres. C'est un peu aussi l'opinion de la majorité des médecins de Biarritz (Gutierrez, Laborde, Lavergne, Legrand, Labit). Mais une remarque s'impose immédiatement : cela se voit surtout chez les malades importés, et quelques voix dissidentes viennent affirmer que cette prétendue nocivité est très atténuée et même annulée si on impose une hygiène sévère à ces malades, si, en un mot, on leur applique la cure de repos — c'est l'opinion de Lalesque — ou si on tempère par l'habitat les inconvénients qui résultent de la violence du vent, et — disent quelques-uns — de l'action irritante du sel contenu dans l'air marin (Bagot, Fistié, à Roscoff, Lostalot, Long-Savigny, à Biarritz).

Il n'en reste pas moins ce fait *qu'il y a des stations marines où la mer est trop rude, le vent trop vif, l'air trop excitant pour convenir à la cure de la tuberculose* (1).

b) La mer produirait la *fièvre* (Cazin de Berck, Monteuuis de Dunkerque, van Merris) ; elle exciterait la *toux*, provoquerait des *congestions pulmonaires* et des *hémoptysies.* Pour les tuberculeux, il est facile de démontrer, et les — résultats que l'on obtient à Arcachon le prouvent suffisamment — que la fièvre peut être évitée par une hygiène sévère, une règle de cure bien conduite. Pour ce qui est de la toux, la mer, loin de l'exciter, la calme presque toujours ; quant aux congestions pulmonaires, aux hémoptysies, nous verrons qu'elles sont généralement le fait d'erreurs d'hygiène, de fatigue, d'exposition au soleil (Lalesque), d'un vent exagérément sec, comme le vent de nord-ouest du littoral méditerranéen (Daremberg).

c) Toutefois, si, quittant le terrain trop complexe de la tuberculose, on étudie les effets du climat marin chez l'enfant non tuberculeux par exemple, on voit que quelques-uns des reproches qu'on a faits à la mer sont fondés.

Ce n'est pas sans raison que Jules Simon, Monteuuis, Lagrange et tous ceux qui ont observé avec soin les effets de l'acclimatement marin, ont recommandé la prudence dans l'usage de ce climat. Il est certain que dans les tout premiers temps de séjour à la mer, on voit souvent survenir chez de jeunes sujets de *l'agitation nocturne*, de la *fièvre*. Au bout de quelques jours, ce sont des *troubles gastriques* plus ou moins prolongés, et si la saison se prolonge, de

(1) Des faits que je n'ose signaler parce qu'ils ne sont pas assez nombreux pour donner la certitude, me font croire que le séjour à la mer, dans nos climats trop rudes, peut chez un prédisposé éveiller la méningite tuberculeuse.

l'amaigrissement et un *énervement persistant*. Est-ce à dire qu'il existe, comme on l'a affirmé, une *fièvre marine?* Assurément non ; cette fièvre n'a rien de spécifique : c'est une des multiples formes de la « fièvre nerveuse » que produisent chez certains sujets particulièrement excitables, toutes les causes d'excitation. Si elle est plus fréquente, plus évidente à la mer, c'est que le vent, le sable, la vague, le soleil éblouissant conspirent pour surexciter le système nerveux.

Lagrange, observant chez l'adulte, décrit un état de « faiblesse irritable », un état momentané de « neurasthénie », accidents dans lesquels il voit l'effet d'une fatigue, d'un vrai surmenage, résultat de l'intensité et de la continuité des excitations visuelles, cutanées et auditives de la mer. Lalesque, qui discute avec ardeur ces opinions, n'a pas de peine à montrer qu'on ne les observe jamais à Arcachon.

Le secret de ces opinions divergentes est tout entier dans leurs origines, les médecins jugeant par les résultats de la station qu'ils habitent ou par le terrain clinique dans lequel ils observent.

Il en est un peu de ces inconvénients de la mer comme des accidents de dentition : c'est une question d'espèce, on ne les voit jamais chez des sujets sains ou exempts de tares héréditaires, on les rencontre chez d'autres, pour peu qu'ils soient névropathes. Ils se manifestent dans les stations exposées aux vents violents, comme certaines plages du Nord ou de la Manche, ils manquent complètement dans les stations privilégiées comme Dinard, comme Arcachon, comme nombre de plages de Bretagne, où le vent, la vague, le soleil, le sable, excitants du système nerveux, sont modérés dans leurs effets par telle ou telle disposition locale.

Quant Lalesque dit qu'il n'a jamais vu des effets de fatigue, d'énervement, d'insomnie que d'autres attribuent à la mer, rappelons-nous qu'il observe au bord du bassin d'Arcachon, où le vent est apaisé, où la vague est généralement douce, où les nuances de l'eau n'ont jamais l'éclat ni la monotonie de la Méditerranée, où le soleil, tamisé par une vapeur imperceptible mais constante, n'atteint pas, — en période médicale, s'entend, — un éclat excessif. Et si Lagrange décrit des états de fatigue, c'est qu'il a observé sur le littoral plus excitant de la Manche ou du Nord.

En fait, ces accidents, ou pour mieux dire ces inconvénients, ne sont pas un danger parce qu'ils ne s'observent que dans certaines régions, plus exactement sur certaines plages, et qu'ils résultent d'un acclimatement mal conduit. Ils disparaissent immédiatement par l'éloignement de la plage, par la protection à l'égard du vent, par le choix des heures de sortie, en un mot par l'application d'une notion essentiellement médicale : la *posologie*, c'est-à-dire la graduation des doses suivant l'âge et suivant l'individu. Et on peut toujours les éviter, soit en désignant au malade une région convenable, soit en choisissant dans la région indiquée des zones graduées dans leur intensité comme dans leurs effets. suivant leur distance à la côte.

La conclusion de tout cela, c'est que *la mer n'est pas une :* il y a un climat marin comme il y a un climat continental, c'est-à-dire des caractères fondamentaux communs à toutes les régions maritimes; mais, de même qu'en climat continental, la plaine, la vallée, la colline, offrent des différences importantes, de même nos côtes de France offrent une variété infinie.

L'étude climatique des multiples stations des côtes ouest de la France n'est encore qu'ébauchée; mais c'est déjà une banalité de dire qu'aucune comparaison n'est possible entre les plages du Nord, de la Manche, de la Bretagne et de la Gascogne. La latitude, le voisinage des courants marins, l'influence dominante de tels ou tels vents créent déjà des différences profondes, mais on conçoit facilement que les caractères climatiques dans une même région soient profondément modifiés par les échancrures de la côte, par la présence de falaises, dunes ou rochers, de forêts, par l'orientation enfin.

Gaudy, Dutrouleau, Legrand, Long-Savigny ont bien montré les différences que peuvent présenter des stations géographiquement voisines; et je trouve fort juste cette remarque de Roux (de Vannes) que la nature et les qualités des stations en Bretagne varient d'un kilomètre à l'autre, du moins de Penmarc'h à Noirmoutiers; et dans le golfe de Gascogne même, quelle différence entre Cap-Breton, le Boucau, Biarritz d'une part, Arcachon et Hendaye de l'autre!

Bien mieux, dans une même station, on peut trouver des variétés utilisables, et c'est avec juste raison que Vidal a parlé des climats d'Hyères. Ici même, nous verrons quel remarquable parti on a su tirer de cette notion des zones.

Et ceci nous conduit à la solution.

Pour le tuberculeux, *nous ne pouvons admettre comme facteur thérapeutique la mer seule, dans toute sa force, dans toute sa brutalité.*

Aux revendications de quelques médecins pour les plages du Nord, nous répondrons nettement : Non! On y a vu des tuberculeux guérir, c'est possible; il y en a qui guérissent partout, malgré tout. Mais ce n'est pas là une base pour une méthode thérapeutique. On nous dit qu'avec des précautions on peut réaliser les éléments de la cure; mais pourquoi choisir un climat inhospitalier, alors que tant de stations offrent des avantages réels sans ces inconvénients? Nous chercherons donc ailleurs.

Ce qu'il faut aux tuberculeux c'est le climat marin atténué.

Qu'est-ce que l'atténuation?

L'atténuation résulte : 1o d'une latitude plus faible; 2o de certaines dispositions locales.

1o La *latitude*, nous l'avons vu tout à l'heure, est un élément infidèle de jugement, car, alors que les médecins de Biarritz, du Boucau, récusent leurs plages dans le traitement de la tuberculose, certaines stations de Bretagne ou de Vendée, Trégastel, Portrieux, Saint-Quay, Roscoff pendant l'été, Dinard, et peut-être la Baule, Saint-Trojan pendant toute l'année, conviendraient à la cure.

2o L'atténuation par les *dispositions locales* offre plus de sécurité et de stabilité. S'il est une vérité démontrée, c'est que le pire ennemi du tuberculeux c'est le vent; il augmente l'évaporation cutanée et refroidit les téguments; il empêche de respirer et provoque la toux. Ce fut toujours la préoccupation dominante des fondateurs de sanatoriums d'éviter le vent en adossant leurs établissements à des protecteurs naturels, tels que la montagne et surtout la forêt. La *montagne*, protecteur insuffisant ou infidèle parce que, si elle coupe le vent, elle lui sert quelquefois aussi de directrice, permettant les courants descendants et tournants souvent redoutables, car ils rasent le sol. La *forêt*, l'écran par excellence, parce qu'elle accroche, retient et brise le courant.

L'atténuation se manifeste encore par la diminution de la violence du flot; elle est réalisée par l'existence *d'échancrures plus ou moins profondes de la côte*, telles que baies, criques ou, mieux que cela, bassin profond.

Voilà les conditions qui, d'un élément dangereux, font un élément maniable et un climat de choix.

Ces conditions sont, il est vrai, rarement réalisées. En tout cas elles le sont à leur maximum dans la région où nous sommes, à Arcachon. Nulle part on ne voit aussi bien l'association intime et profonde de l'élément actif et de l'élément protecteur, je veux dire : la mer et la forêt.

II
Climat marin.

Le climat se compose :

A. *D'éléments météorologiques ou atmosphériques* qui sont : la température, l'humidité ou état hygrométrique, la pression barométrique, le régime des vents, la composition de l'air et la luminosité.

B. *D'éléments telluriques*, caractères locaux qui modifient puissamment les premiers.

Il ne sera question ici que du climat atlantique. Comme l'a montré Lalesque, des différences profondes le séparent du climat méditerranéen, la direction dominante des vents et l'hygrométrie leur donnent des caractères tout à fait différents et une action physiologique parfois inverse. Se basant sur ces différences, Lalesque va même jusqu'à refuser au littoral méditerranéen le caractère de climat marin. Il y a là quelque exagération; tout ce qu'on peut dire, c'est que c'est un climat marin à sa façon.

A. ÉLÉMENTS MÉTÉOROLOGIQUES

1º *Température*. — La température n'a pas l'importance que beaucoup lui donnent dans l'appréciation d'un climat. La moyenne thermique n'est pas davantage un critérium de sa valeur thérapeutique. Ce qui est plus important, c'est l'amplitude des variations thermiques, et surtout des variations quotidiennes.

A ce point de vue, la dominante du climat marin est la stabilité thermique. Cette stabilité est due « à l'action régulatrice de l'Océan qui restitue à l'atmosphère pendant la nuit et pendant l'hiver la chaleur qu'il accumule pendant le jour et pendant l'été », et aussi à la direction dominante des vents venant de l'Ouest; cette action régulatrice est d'autant plus nette que le contact des côtes et de la mer est plus intime, ce que réalisent les profondes échancrures de la côte.

Cette influence ne s'étend pas loin dans les terres; par exemple dans la région où nous sommes l'amplitude moyenne diurne de la température de Pau dépasse déjà de 3º34 celle d'Arcachon, qui est de 9º56.

On conçoit très bien l'importance de ces faibles oscillations et surtout de l'absence de variations brusques, conditions qui évitent les condensations subites de vapeur et les refroidissements qui en résultent.

2° *Humidité ou état hygrométrique.* — L'état hygrométrique ou humidité relative est mesuré par le rapport du poids de vapeur contenue dans un certain volume d'air au poids maximum que cet air pourrait contenir à la même température. Cette humidité relative atteint sur le littoral atlantique 70 à 90 0/0. Les chiffres de 70 à 80 limitent ce que Jaccoud et Arnould considèrent comme l'*humidité désirable* parce qu'elle diminue la tendance au refroidissement des voies respiratoires et de la peau, et que, d'autre part, la trop grande sécheresse de l'air provoque la toux et souvent favorise l'hémoptysie.

L'humidité se manifeste sous deux formes : l'abondance des *vapeurs* invisibles ou visibles (brouillards), et l'abondance des *pluies*.

La vapeur en suspension, le plus souvent invisible, a un rôle utile ; elle contribue en effet à maintenir la stabilité thermique, le jour en modérant l'action des rayons caloriques, la nuit en retenant partiellement le rayonnement terrestre. Elle empêche ainsi les refroidissements brusques qui se produisent dans quelques pays lorsque le soleil baisse à l'horizon.

L'humidité est profondément modifiée par la nature du sol. Un sol sablonneux, un terrain incliné la diminuent beaucoup (Lauth).

Un des inconvénients de l'humidité forte est la fréquence relative du brouillard sur les côtes ; toutefois cet inconvénient est atténué par la pureté de l'air et l'absence de corpuscules en suspension.

La troisième forme de l'humidité est la pluie. Bien que sur le littoral atlantique elle diminue à mesure qu'on descend vers le Sud, elle est encore sur le golfe de Gascogne très fréquente et abondante en décembre et janvier. Il est d'ailleurs démontré météorologiquement que, sur toute la côte atlantique et dans les régions avoisinantes de la Gironde et des Landes, existe un régime très net de pluies particulièrement nocturnes.

3° *De la pression barométrique* à la mer, peu de chose à dire. On lui a cependant attribué une grande importance parce qu'elle est maxima. Au point de vue curatif cependant, je ne le crois pas.

Pour qui sait avec quelle rapidité l'organisme s'adapte aux plus hautes altitudes s'il y arrive sans effort et sans surmenage, il est probable que les minimes différences auxquelles sont soumis en arrivant à la mer des malades qui viennent pour la plupart d'une région moyenne de 30 à 100 mètres d'altitude, ne doivent pas impressionner beaucoup leur organisme.

Toutefois la pression forte paraît augmenter l'amplitude de la respiration et faciliter la pénétration de l'air, d'où activité plus grande de la circulation d'air et de la circulation sanguine. Les malades n'ont pas à faire l'effort d'adaptation qu'exige la montagne. Il en résulte que les tuberculeux cardiaques ou emphysémateux ou asthmatiques s'acclimatent vite et tolèrent bien le climat côtier.

A la pression maxima, on a attribué l'hématose plus facile, l'augmentation d'hémoglobine (Badoloni) des globules sanguins (Cazin, Dhourdin, Marcou-Mützner), l'augmentation du diamètre thoracique. Mais tout cela est l'effet banal de tout changement d'air favorable.

Les médecins ont tendance à attribuer à l'action spécifique de leur station les effets physiologiques qui résultent seulement de la suppression des conditions malsaines d'existence et de l'action de l'air pur. Ce sont précisément les résultats ci-dessus que nous observons à la suite de tout séjour de vacances à la campagne ou ailleurs.

4° *Vents.* — Le régime dominant est celui des vents d'ouest; ils apportent à la côte les vapeurs marines et augmentent ainsi l'état hygrométrique.

Ce sont eux qui donnent à la côte atlantique sa caractéristique; ce sont eux qui constituent le vrai climat marin. Sur notre littoral méditerranéen, la dominante des vents étant le Nord-Ouest, l'influence marine y est moindre puisque ce vent vient de la terre. J'ai dit plus haut les dangers du vent; toutefois les deux caractères qui rendent le vent nuisible sont la force et la sécheresse. Sur la côte atlantique, et particulièrement sur le golfe de Gascogne, ce second caractère manque, ce qui explique, semble-t-il, l'absence d'action congestive ou excitante.

5° *Composition de l'air, luminosité.* — L'air marin est *plus pur*, c'est-à-dire plus pauvre en microorganismes et en poussières, surtout quand il souffle du large, plus chargé en *ozone*. L'abondance de ce gaz paraît résulter du passage des vents sur l'Océan; l'évaporation sur une énorme surface met en liberté l'oxygène naissant qui, sous l'influence de l'électricité donne de l'ozone.

L'air marin contient encore du *sel*, mais en petite quantité. Il y a toute une littérature sur la présence du sel dans l'air du littoral, et sur son action thérapeutique. Il est bien démontré maintenant que sa présence est inconstante et ses proportions variables suivant la distance à la plage et suivant la direction et la violence du vent. Par tempête, sur une plage nue comme Biarritz, le sel peut être emporté à 300,500 mètres (Claisse); mais par temps calme et sur une plage douce comme celle d'Arcachon, il fait défaut à quelques mètres de la mer (Duphil).

L'*iode* est aussi en minime quantité et apparaît seulement dans les mêmes conditions.

Il est difficile de démêler quelle est exactement l'action de ces éléments dans la cure marine. On a rapporté au chlorure de sodium, à son absorption par les muqueuses et même par les poumons toute l'action modificatrice de l'air marin, et même certains accidents comme l'hémoptysie (Legrand, Lavergne, Claisse); on lui a refusé toute action thérapeutique, soit parce qu'il y en a trop peu dans l'air, soit parce que son absorption est très contestable.

Nous n'en sommes pas encore, comme on le voit, à la période de certitude. Comment peut-on dégager l'action du chlorure de sodium (aussi bien que celle des iodures, des bromures) de l'influence générale de la mer? Tout ce que l'on peut admettre, c'est que l'action prolongée, continue, de ces éléments, malgré leurs minimes proportions, ne doit pas être indifférente. En tout cas, ce n'est qu'indirectement qu'ils peuvent influencer la tuberculose en modifiant le terrain.

Je crois beaucoup plus importante l'action de la luminosité exceptionnelle qui résulte de la réfraction par l'eau et qui est un élément de bien-être et de tonicité. Malgat, Gilli (de Nice) ont montré le parti qu'on peut tirer de l'ensoleillement méditerranéen dans la cure de la tuberculose.

III

Le climat d'Arcachon

ÉLÉMENTS TELLURIQUES

Étant donnés les caractères du climat marin que je viens d'exposer en peu de mots, voyons comment ils sont modifiés par les conditions locales ou telluriques que nous offre la côte de Gascogne, particulièrement la région d'Arcachon.

Ici, plus qu'ailleurs, la température est stable, et cela s'explique facilement par la pénétration intime de la côte et de la mer et l'immense surface du bassin, et aussi par la température normalement plus élevée des couches supérieures de l'océan au large des côtes de Gascogne (Hautreux).

Je pense, comme tout le monde maintenant, que le froid n'est nullement un élément fâcheux, mais qu'il y a intérêt à éviter aux malades les sauts brusques de température dans une même journée. Ils sont rares dans cette région.

Le degré hygrométrique (60 à 80 p. 100) de cette station se rapproche de la moyenne utile indiquée par Arnould et Jaccoud. Il varie d'ailleurs dans la journée en petite proportion. Il présente une seule oscillation diurne, c'est-à-dire un seul maximum et un seul minimum ; le minimum aux environs du lever du soleil, ce qui s'explique parce qu'à ce moment la température est au plus bas ; il atteint son maximum, particulièrement à Arcachon, vers 1 h. ou 2 heures de l'après-midi, et y reste pendant deux ou trois heures qui correspondent justement aux heures de sortie des malades, c'est-à-dire à la période médicale (Lalesque).

Pendant l'hiver, les pluies sont relativement abondantes, particulièrement en décembre et janvier. Cette humidité, qui paraît considérable, est corrigée par les conditions locales. On a fait justement remarquer que ce qui est défavorable en climathérapie, c'est l'humidité du sol et non celle de l'air. C'est ainsi que, malgré la douceur de son hiver, la Bretagne est peu recommandable à cette époque, parce que l'humidité y est rendue excessive par un sol granitique, peu perméable (Dechamp).

Dans la région d'Arcachon, au contraire, elle est atténuée par la perméabilité du sol. Le sol ici c'est la dune, cet amas extraordinaire de sable dont la profondeur minima dépasse 50 mètres, la dune dont la marche envahissante pendant des siècles a été arrêtée et fixée par les plantations de Brémontier, la dune qui, d'élément destructeur et stérilisant est devenue élément de protection et d'assainissement, et cela, grâce à la forêt.

La forêt, voilà l'autre élément qui modifie le climat et se mêle si intimement à l'influence marine qu'il est devenu avec elle l'élément fondamental de la cure.

On connaît le rôle de la forêt en général, et j'y ai déjà insisté. Elle protège contre le vent qu'elle retient, brise et atténue ; elle modère le froid et la chaleur, tamise le soleil et égalise la température. Mais à ce rôle banal s'ajoutent ici les propriétés toutes spéciales de l'essence qui la constitue : le pin maritime. D'abord il échappe à un inconvénient des autres essences : l'humidité ;

par son feuillage spécial il laisse passer assez de soleil pour permettre l'assè-
chement du sol ; par ses racines pivotantes, il draine le sol et le sous-sol ;
par ses débris qui forment une couche sans consistance, il évite le feutrage
absorbant, propre aux dessous de bois ; enfin, par ses sécrétions il modifie la
composition de l'air. Quand, au printemps, la résine s'écoule abondante par
les entailles pratiquées aux troncs des pins, des vapeurs térébenthinées se
répandent dans l'air.

L'action de la térébenthine est trop connue pour que j'y insiste ; c'est une
vieille notion que la térébenthine, quelle que soit la voie d'absorption, agit
sur la sécrétion muqueuse, et sans tirer argument de l'immunité des résiniers
indigènes qui récoltent la résine dans la forêt (Hameau), on doit admettre
que cette substance joue un rôle utile, tout en regrettant qu'elle n'agisse pas
toute l'année, car, pendant l'hiver, l'évaporation en est négligeable.

Enfin, c'est encore au pin et à ses produits que l'on peut rapporter l'abondance remarquable d'ozone dans l'air de la forêt. Les patientes et remarquables recherches de M. Duphil prouvent que l'air de la forêt est plus riche en
ozone que l'air de la plage et d'autant plus qu'on y pénètre plus profondément, plus riche aussi quand la forêt est en exploitation et que la résine
s'écoule ; qu'il augmente par la chaleur et l'humidité, par les vents d'ouest
qui l'élèvent à 6 milligrammes par 100 mètres cubes sur la plage et davantage
en forêt. Cet apport vient de l'évaporation de l'Océan et des effluves électri-
ques qui accompagnent les vents d'ouest. Les vents du sud qui ont passé sur
l'immense étendue de la forêt côtière augmentent encore cette proportion, à
6,690 sur la plage et 8 milligr. en forêt.

J'ignore les propriétés physiologiques de l'ozone à pareille dose, et je crois
que personne ne peut rien affirmer à son sujet. Casse le croit très excitant,
susceptible même d'irriter les muqueuses chez les non acclimatés et, pour un
peu, il lui rapporterait toute l'action modificatrice de la mer. Robin et Binet
lui attribuent aussi avec quelque réserve un pouvoir excitant. D'autres pen-
sent qu'il agit comme calmant (Hayem et les médecins d'Arcachon). Mais, ce
que je sais, c'est qu'il a une action calmante sur les quintes de coqueluche
lorsqu'il est absorbé à hautes doses (1/10 de milligramme par litre d'air pour
Labbé), que son action microbienne s'exerce dans l'air quand il atteint la
proportion de 1/300,000 ; ce que je sais, c'est qu'il est rare dans les villes,
moins rare dans la campagne, plus abondant dans la montagne, en un mot,
qu'il est synonyme de pureté de l'air. De même, j'admets encore qu'apporté
avec les vapeurs térébenthinées comme véhicule, il peut avoir une action sur
les muqueuses et même sur les globules sanguins et par cette voie réaliser
une action thérapeutique.

En sorte qu'on peut dire avec Lalesque que « la forêt de pins, agent de
préservation contre les vents, agent régulateur de la température et de l'humidité, agent d'assainissement, agent purificateur de l'air », est aussi « agent
curateur ».

Le calme et la disposition abritée de la station font prévoir que le chlorate
de sodium et les iodures sont peu abondants dans l'air. Duphil a montré que
leur proportion diminue rapidement quand on s'éloigne de la plage et qu'ils
manquent complètement dans la forêt.

Je ne reviendrai pas sur leur valeur thérapeutique ni sur leur mode d'action. Je préfère laisser ces questions encore trop obscures pour aborder le

terrain clinique. C'est en clinicien seulement que je veux apprécier ce climat cherchant uniquement dans la cure marine et forestière le résultat pratique.

EFFETS DU CLIMAT

On a l'habitude d'attribuer à chaque climat une action propre qui implique une certaine constance d'action sur les malades. C'est une des formes de cette notion, à mon avis fausse, et que j'ai déjà combattue : la spécificité des climats. Il y a là certainement une convention un peu forcée qui ne tient pas assez compte du facteur personnel ni des réactivités individuelles des malades. Et sur ce point j'approuve absolument les protestations de Sardou, qui s'élevait récemment contre la tradition.

Ces réserves faites, il est évident que l'action du climat marin varie avec la latitude et avec l'exposition. Je l'ai assez dit pour n'y pas revenir.

Tout malade qui arrive dans un climat nouveau éprouve ou présente des modifications plus ou moins accentuées qui constituent l'adaptation dont Manquat de Nice a étudié la nature avec autant de science que de pénétration.

Parmi ces modifications, il est assez difficile de démêler celles qui sont passives de celles qui sont actives. Quelques-unes, la plupart généralement, sont favorables et se traduisent par le bien-être et l'amélioration générale des fonctions.

Cette amélioration, qui est quelquefois très rapide et tellement profonde qu'elle vaut une résurrection, les médecins des stations climatiques ont tendance à y voir l'action spécifique de leur climat.

Mais les premiers effets d'un climat résultent pour une bonne part de qualités négatives, en ce sens que la seule suppression des conditions anti-hygiéniques, et en l'espèce phtysiogènes, auxquelles a été soumis le malade, est déjà un élément de transformation.

On soustrait le malade à l'encombrement de la ville, à l'air vicié de l'appartement ou de l'atelier, à la fatigue et à la tension nerveuse professionnelles, à l'inanition partielle qui résulte du défaut d'appétit. Tout cela suffit amplement à expliquer une amélioration rapide, et n'est-ce pas là, à tout prendre, le mécanisme de ce qu'on appelle le « changement d'air »? Cette vieille et banale expression cache assurément beaucoup d'ignorance et, cependant, elle désigne des faits d'observation quotidienne dont aucun médecin ne saurait nier l'importance; qu'il s'agisse de bronchite aiguë, d'embarras gastrique, de plaie qui suppure, d'angine qui s'éternise, d'adénite aiguë, si un changement d'air intervient, quel qu'il soit, pourvu qu'il s'agisse d'un air pur et plus ou moins vif, la toux disparaît, l'appétit revient, la plaie se cicatrise, le pharynx se déterge, l'adénite se résorbe. Même transformation dans nombre d'affections chroniques, comme la dyspepsie, dans la tuberculose et surtout dans la prétuberculose.

Il y a un autre groupe de modifications parfois violentes, parfois pénibles, presque pathologiques, que connaissent bien les médecins de climats très différenciés et que Sardou analysait au congrès de Nice sous le nom de *crise climatique*, ensemble de réactions d'allure variable qui, mettant en mouvement la réactivité propre du malade, font apparaître des tares plus ou moins cachées. On devine facilement que les phénomènes signalés déjà comme « inconvénients ou dangers de la mer », et particulièrement les troubles signalés par Lagrange, rentrent dans ce syndrome.

La crise climatique a beaucoup d'analogie avec la crise thermale. Elle résulte d'une action trop brusque ou trop forte du climat sur un organisme non adapté. Comme la crise thermale, elle est l'effet d'une application trop intensive de la cure. Comme elle, elle n'est pas nécessaire à la bonne marche de la cure ; elle est rarement utile (1), elle est évitable. Par une hygiène prudente et appropriée, le médecin peut l'éviter ou la réduire au minimum. Je ne crois pas qu'à Arcachon on observe souvent la crise climatique.

Rapidement adapté, le malade éprouve sans à coup l'action du climat.

On s'accorde à dire que cette action est sédative, et ajoute-on — ce qui est vivement critiqué par Robin et Binet — tonique à la fois.

En fait elle varie avec les sujets, avec l'habitat qu'on leur impose et même journellement avec l'emploi du temps. En sorte qu'on peut obtenir successivement des effets sédatifs (diminution de la toux, amélioration du sommeil, diminution de la fièvre), toniques (et par là j'entends le réveil des forces, l'augmentation de l'appétit) et même excitants. Il y a donc là une variété de moyens d'action qui constituent un ensemble unique, et si, en beaucoup d'autres points de nos côtes, on trouve l'association forestière et marine comme à la Baule, dans l'île de Noirmoutiers, dans l'île d'Oléron (Saint-Trojan), sur la côte d'Hyères (Costebelle), nulle part on ne trouve comme à Arcachon une disposition aussi facilement utilisable, offrant autant de degrés, fournissant en un mot une échelle continue, une gamme thérapeutique aussi maniable.

IV

Indications de la cure marine et forestière. Prédisposés et prétuberculeux.

Si, comme nous l'avons vu dès le début de ce rapport, la cure marine a été contestée dans la tuberculose déclarée, elle a toujours été considérée comme éminemment indiquée pour les sujets menacés, autrement dit les prédisposés et les prétuberculeux.

Sous ce terme qui (n'est pas dans mes habitudes), beaucoup de médecins désignent tous les sujets menacés à un titre quelconque de tuberculose pulmonaire. Je ne saurais admettre cette conception et je distingue les prédisposés des prétuberculeux.

A. Prédisposés

Les prédisposés sont ceux qu'une hérédité de terrain, une tuberculose locale ou une maladie tuberculigène rendent plus accessibles ou préparent à la tuberculose pulmonaire.

a) Hérédité de terrain. Dans cette classe rentrent tous les jeunes sujets *trop peu développés*, minces, grêles, peu musclés, se fatiguant facilement, à tissus

(1) Sanlou voit son utilité dans la révélation d'états morbides locaux ou généraux qu'on ne soupçonnerait pas sans cela.

flasques, à tube digestif atone, en ptose; ces adolescents ou jeunes gens au *thorax rétréci* et trop long, au dos voûté, aux épaules tombantes, aux omoplates saillantes, aux creux sus et sous-claviculaires trop profonds.

Dans la même catégorie je rangerai les *infantiles*, fils de tuberculeux, d'alcooliques, de syphilitiques, infantiles du type Lorrain, petits hommes, petites femmes, voués à la stérilité, mais aussi à la tuberculose.

Près d'eux, je rangerai aussi les individus à poils roux du *type vénitien* (Landouzy) et ceux dont le système pileux à couleur variable suivant les régions du corps réalisent l'*érythrisme partiel*, stigmate de prédisposition de Delpeuch.

Prédisposés encore sont tous ceux que touche l'hérédité, alors même qu'ils ne présentent aucune tare apparente, tous ceux qu'un contact infectant, une profession malsaine, un habitat insalubre, une condition anti-hygiénique permanente ou temporaire, a mis en état de moindre résistance. Tous, la cure marine et forestière les revendique.

J'y ajouterai les jeunes filles atteintes de *rétrécissement mitral*, à leur double titre d'héréditaires le plus souvent, et de candidates à la tuberculose.

b) Demandent encore le climat marin plus encore que forestier tous les malades atteints de *tuberculose des os et des articulations*. Et là, je n'entends pas seulement l'ostéite tuberculeuse et l'arthrite fongueuse, mais encore tous ces enfants, tous ces jeunes gens qui ont eu, ne fût-ce que d'une façon passagère, ces petites douleurs, ces légers gonflements des os, des insertions tendineuses ou ligamenteuses que l'on prend pour des traumatismes, pour des « fatigues », pour des douleurs de croissance; ceux qui ont souffert de ces *rhumatismes vagues*, de ces *polyarthrites* ou *monoarthrites* avec léger gonflement, ou avec épanchement fugace que l'on prend pour du rhumatisme vrai, mais qui respectent le cœur et ne cèdent pas au salicylate de soude ; de ces *hydarthroses* sans traumatisme et sans infection, dont la cause échappe à un œil non prévenu : — autant de manifestations de tuberculose avortée qui ne demandent qu'à se porter ailleurs, dans le poumon ou dans les méninges.

Prédisposés par lésions locales sont encore les porteurs de tuberculose cutanée, de lupus, d'*adénopathie* dure ou molle du cou ou d'autres régions. On n'insistera jamais assez sur l'importance diagnostique fondamentale des ganglions durs et multiples des régions périphériques. J'ai dit : le lupus, et cependant cela appelle une réserve ; car le climat marin pur a parfois une action fâcheuse sur la marche de cette affection (Thibierge); le climat marin atténué le modifie heureusement.

La *tuberculose du péritoine*, elle aussi, sera dirigée vers la zone marine et forestière, où elle accélérera sa tendance naturelle à la guérison.

Et tous ces malades sont bien des prédisposés, mais certainement à un degré beaucoup moindre que ceux de la catégorie précédente et ceux de la classe qui va suivre, car tous ont déjà lutté contre le bacille; beaucoup ont déjà localisé, enkysté, éliminé même; beaucoup ont fait acte de défense, quelques-uns sont déjà vainqueurs dans la lutte, et je crois qu'il ne faut pas oublier ni récuser cette idée si originale de Marfan qu'une tuberculose périphérique guérie semble prémunir à quelque degré contre la tuberculose pulmonaire.

c) Mais ces mêmes sujets qui peuvent atteindre un âge avancé sans autre manifestation tuberculeuse, s'ils rencontrent un jour, pendant leur enfance, la rougeole ou la coqueluche, ou, plus tard, à l'âge adulte, la grippe, perdent alors leur demi-immunité et de prédisposés deviennent tuberculeux ou tout au moins prétuberculeux.

La *rougeole* et la *coqueluche* en effet sont les grands pourvoyeurs de la tuberculose, non pas qu'elle se développe de toute pièce sous leur influence, non pas, comme on l'a dit, qu'elles favorisent l'inoculation respiratoire des bacilles, mais plus probablement parce qu'elles congestionnent les ganglions trachéo-bronchiques déjà malades, parce qu'elles diminuent la résistance et que, par les accès de toux et par les congestions ou broncho-pneumonies dont elles sont l'origine, elles facilitent l'irruption des bacilles dans le poumon.

B. Prétuberculeux

Je désignerai sous le nom de prétuberculeux les malades qui présentent des signes de lésions temporaires ou permanentes d'une annexe du poumon, ou dont l'état général indique une tuberculose pulmonaire imminente ou déjà commencée, mais dont l'auscultation est encore incertaine. Toutes les catégories suivantes sont du ressort de la cure marine et forestière.

a) L'adénopathie bronchique, quelle qu'en soit l'origine apparente, est, dans l'immense majorité des cas, de nature tuberculeuse. C'est là que se localise, s'arrête, s'enkyste le bacille chez l'enfant. Là, il peut rester indéfiniment sans produire aucun trouble, sans se jamais manifester si le porteur ne subit aucune atteinte qui diminue sa résistance générale ou locale. Mais s'il est fréquent de voir la tuberculose limitée à ce groupe ganglionnaire, simple trouvaille d'autopsie chez les jeunes sujets, combien fréquemment devient-elle le foyer d'origine qui envahit directement la plèvre médiastine et le poumon voisin, ou indirectement, les voies lymphatiques pulmonaires ou plus violemment et par effraction une grande partie des voies respiratoires.

Toute adénopathie bronchique réclame donc une cure prolongée ; la cure forestière et marine est véritablement héroïque dans ce cas.

b) Prétuberculeux au premier chef sont les *pleurétiques* guéris, quelques réserves qu'on fasse sur la solidité de la loi de Landouzy. Pour ceux-là la cure hygiénique s'impose, la climathérapie forestière et marine est de rigueur. J'en dirai autant de la *pleurésie sèche* sans substratum apparent, que l'on trouve au sommet ou dans l'aisselle ou dans les fosses épineuses, que d'aucuns ont considérée comme arthritique, mais qui, si elle est permanente, est avant tout suspecte ; des *congestions*, des *bronchites prolongées*, des *broncho-pneumonies* durables qu'on rapporte volontiers à la grippe, mais qui ne doivent leur persistance qu'à une épine tuberculeuse ignorée jusqu'alors ; et surtout de la *spléno-pneumonie*, qui est presque toujours de nature tuberculeuse.

C. Tuberculose pulmonaire latente

Ici, la limite est imprécise, car elle varie avec les progrès du diagnostic, et aussi et surtout, avec la perspicacité individuelle du médecin. Le terrain s'est déjà bien rétréci depuis le temps où Bayle décrivait la phtisie *occulte*. Depuis lors, l'auscultation s'est perfectionnée et affinée ; le diagnostic s'est fait de plus en plus pénétrant, et, partant, de plus en plus précoce. Avec Grancher s'est ouverte une ère nouvelle ; et dès ce moment une période sup-

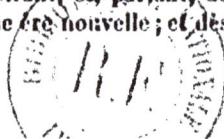

plémentaire se superposait à la première période classique : la période de
germination avait ses symptômes définis. Et cependant combien de médecins
les ignorent encore! Combien en sont encore à attendre les craquements, la
submatité et la toux pour faire le diagnostic!

On ne le répétera jamais trop : quand un malade tousse, le diagnostic est
en retard. Il y a déjà longtemps que les poumons, ou tout au moins les ganglions sont atteints, souvent depuis l'enfance. Quand on constate une altération du murmure vésiculaire, c'est une naïveté d'admettre que c'est là le
début : presque toujours il y a des années que les ganglions sont atteints.

Est-il donc si difficile d'arriver à ce diagnostic d'auscultation? Est-il donc
si nécessaire d'avoir une oreille particulièrement délicate ou exercée pour
reconnaître ces signes? Non, il suffit d'appliquer une méthode; il suffit d'é-
tudier uniquement le bruit inspiratoire des sommets et de connaître et d'a-
voir dans l'oreille les caractères normaux de ce bruit; de savoir qu'il est léger,
doux, moelleux, continu, plus haut que l'expiration. Et, muni de ces données,
il faut se mettre dans les conditions matérielles les plus favorables à l'auscultation; apprendre au malade à se tenir, à respirer, puis ausculter avec soin,
uniquement, exclusivement l'inspiration des sommets. successivement à droite
à gauche, en avant, en arrière : ces deux inspirations doivent donner à l'o-
reille la même sensation d'ampleur, de douceur, de moelleux. De cette façon,
en faisant abstraction absolue de l'expiration, il est facile de percevoir la
moindre dissemblance dans l'intensité, le timbre, la tonalité ou le rythme
d'un des côtés (Grancher).

Ce seul fait de la dissemblance doit déjà mettre en éveil. Si l'une des inspirations est rude, basse, d'un ton qui tend à se rapprocher de celui de l'expiration, on doit soupçonner un commencement de germination : de même
aussi l'affaiblissement de l'inspiration d'un seul côté au sommet. Ce sont là
les signes qui classent les malades parmi ceux que M. Grancher appelait les
« sous-claviculaires ». A ce degré on ne trouve ni altérations du son de per-
cussion ni modification des vibrations vocales, mais parfois une diminution
de l'amplitude du mouvement d'inspiration sous-claviculaire.

Ces signes ont-ils une valeur absolue? Non, d'un seul examen on ne peut
conclure affirmativement. Une bronchite, une maladie infectieuse récente ont
pu laisser ces traces temporaires; ou bien ce peut être la trace d'une tuberculose ancienne et dont l'évolution est arrêtée depuis longtemps. Pour qu'ils
prennent toute leur valeur, ces signes doivent être fixes, et la probabilité se
change en certitude s'ils sont accompagnés d'autres symptômes indiquant
une atteinte de l'organisme.

Quand les signes que je viens de rappeler existent, le diagnostic est encore
relativement facile. Mais sous combien d'aspects multiples et trompeurs se
cache la prétuberculose!

Parfois, c'est un *amaigrissement* sans raison apparente, sans diarrhée, sans
troubles digestifs même minimes, sans altérations apparentes de l'état général, sans altération de l'urine, au moins sans altération grossière.
Tantôt il se produit par périodes ou du moins avec des oscillations de poids
plus ou moins importantes. C'est ainsi que chez l'enfant, où cette forme est
fréquente, on voit le poids tomber, en quelques semaines, de 1 à 2 kilos, puis
remonter facilement sous l'influence du repos, de l'arrêt du travail, d'un peu
de suralimentation; et on croit la partie gagnée. Parfois l'amaigrissement est

continu, quoi qu'on fasse, jusqu'au jour où le malade est enlevé à ses habitudes et à son milieu.

La *forme anémique* de la prétuberculose est plus connue. C'est une notion banale que celle de la fausse chlorose tuberculeuse. La chlorose elle-même (Grancher l'a dit depuis longtemps et Marcel Labbé a tenté de le prouver récemment) peut n'être aussi qu'un masque de la prétuberculose, mais je dirai plus : chez l'enfant, toute anémie qui n'est ni paludéenne ni syphilitique, sans rapport avec une infection intestinale chronique ou une appendicite chronique, est tuberculeuse. Dans cette forme, je rangerai encore, comme étant du ressort de la cure marine et forestière, certaines albuminuries intermittentes de l'enfance.

La *fièvre*, intermittente ou irrégulière, survenant à des heures variables l'après-midi ou le soir, à peine appréciable au thermomètre, mais se caractérisant par une sensation de froid, par un malaise, par une irritabilité passagère, voilà encore une des formes de la prétuberculose. Remarquons d'ailleurs immédiatement que, contrairement aux autres, ce prodrôme est rarement isolé, en ce sens qu'on trouve généralement une localisation tuberculeuse.

On commence à bien connaître une forme, peut-être moins rare qu'on ne le croit, particulière aux adolescents entre 15 et 19 ans : je veux parler des *palpitations* et d'un symptôme moins apparent, car il n'est pas perçu du malade : la *tachycardie* avec polypnée d'effort, symptômes d'autant plus difficiles à déceler et à analyser qu'ils coïncident souvent avec une belle santé apparente. Mais si l'on suit ces sujets avec attention, on ne tarde pas à voir apparaître, à l'occasion d'une grippe, une localisation au sommet, puis bientôt des signes d'infiltration nette.

C'est encore dans la prétuberculose que rentrent ces *fausses grippes* ou pour mieux dire ces maladies fébriles plus ou moins longues (15 jours, 10 jours, parfois moins) diminutifs les plus atténués de la typhobacillose, et qui ne sont autre chose que les prodrômes de la localisation au sommet.

Enfin, rentreront encore dans la prétuberculose tous les malades à *hémoptysies* (même les hémoptysies *supplémentaires* les plus légitimes), car elles ne se produisent qu'à la faveur d'une épine que l'auscultation, impuissante d'abord, finira par révéler un jour.

Ainsi comprise, la prétuberculose a donc un terrain vaste, d'autant plus vaste que le diagnostic se fait plus tôt, diagnostic de probabilité, il est vrai, plus que de certitude. Il va sans dire qu'on peut appeler à son secours d'autres moyens de diagnostic, comme la radioscopie, comme le chimisme respiratoire de Robin et Binet, mais ces procédés ne sont pas à la portée de tous. La tuberculine est un procédé dangereux et que réprouvent nos habitudes françaises.

D'ailleurs, on ne reconnaît jamais trop tôt la tuberculose. Du diagnostic précoce dépend tout l'avenir ; de la première bataille et de son succès dépend l'avenir de la longue campagne qui va s'engager (Grancher). Il faut reconnaître tôt pour soigner tôt.

C'est surtout chez l'enfant que l'on doit diagnostiquer et agir vite, car le vrai prétuberculeux, c'est lui :

a) Parce qu'il fait des tuberculoses à longue échéance ;

b) Parce que le plus grand nombre des tuberculoses de l'adulte ont eu leurs débuts ignorés dans l'enfance ;

c) Parce que l'enfant « paie » en raison des efforts qu'on fait pour le guérir;

d) Parce qu'une lésion qui demande un long temps pour disparaître chez un adulte s'éteint chez lui en quelques mois;

e) Parce qu'il réagit admirablement à tous les traitements : à la suralimentation, car il a le plus souvent un bon estomac; au déplacement, car il a un bon moral; enfin à l'influence climatique plus qu'à tous les autres. Et ce que je dis là est la base de la cure marine et forestière parce qu'elle convient parfaitement à la cure de la tuberculose infantile.

Ce qui précède peut paraître un hors-d'œuvre; je ne le pense pas, car ces données sont réellement la base du traitement climatique, et surtout de la cure marine et forestière. Pour que les médecins de stations climatiques fassent de bonne besogne, nous devons, nous, praticiens, leur en fournir les moyens par le choix raisonné des malades que nous leur envoyons. Et cela aussi évitera des jugements monstrueux comme celui de ce médecin étranger qui, envoyant sur le littoral méditerranéen des clients chez lesquels il n'avait pas su reconnaître la prétuberculose, accusait nos stations du Midi de leur donner la maladie, commettant ainsi la double faute d'accuser un admirable climat et des confrères habiles, et de montrer à tous sa profonde ignorance.

Tous les groupes de malades que je viens d'énumérer successivement revendiquent la cure marine. Les restrictions sont beaucoup moins nombreuses que pour les tuberculeux en pleine évolution. Sur les côtes ouest et sud-ouest comme sur le littoral méditerranéen les stations abondent, où on peut les envoyer et les guérir.

Toutefois, alors que les prédisposés sans aucune manifestation pulmonaire pourront aller indifféremment et presque sans exception dans toutes les régions, même les plus exposées, on devra faire un choix plus attentif pour les prétuberculeux. Aux prétuberculeux on interdira absolument pendant la mauvaise saison toutes les plages du Nord et du Nord-Ouest et une grande partie même des plages de l'Ouest. Pendant l'été, on pourra leur permettre quelques plages abritées de la Manche : elles sont rares. On leur conseillera de préférence certaines plages de Bretagne, comme Trégastel, Portrieux Saint-Quay, Roscoff; ou de Vendée, comme la Baule et les stations voisines; et en toutes saisons Dinard, Saint-Trojan, Hendaye, Arcachon; dans cette dernière station, on enverra plus particulièrement les prétuberculeux « éréthiques » sujets aux congestions, à la fièvre, à l'insomnie.

En somme, le classement, et, si je peux employer ce mot, l'aiguillage des prétuberculeux sont relativement faciles.

B. TUBERCULEUX

Pour les tuberculeux la tâche du médecin est singulièrement plus épineuse.

Toutefois, il y a des tuberculeux qui sont bien partout, qui guériront partout par l'annulation des causes tuberculisantes. Il y a des tuberculeux qui ne guériront nulle part, qui sont condamnés; ceux-là, qu'ils aillent où les conduiront leurs convenances et leurs goûts (Landouzy).

A d'autres, il faut le sanatorium : tuberculeux indigents que la famille ne peut soigner, malades auxquels l'isolement d'une station serait pernicieux, ou bien qu'une famille inintelligente dirige et entoure mal, « jeunes gens sans discipline, natures indomptées qu'on ne peut jeter dans un hôtel ou dans une villa sans les exposer aux pires dangers ».

Aux stations méditerranéennes on enverra les tuberculeux lymphatiques, mous, pâles à chairs flasques, peu ou pas fébricitants, peu ou pas congestifs ou hémoptoïques, les tuberculeux âgés ou ayant dépassé la première moitié de la vie.

La phtisie scrofuleuse pourra gagner avec avantage les côtes bretonnes ou atlantiques et la Méditerranée.

Aux grands excités qui redoutent la mer, on conseillera les stations sédatives, comme Pau, Amélie-les-Bains.

On enverra à la montagne les déprimés, les torpides, les dyspeptiques qui ont besoin du réconfort et de la suractivité fonctionnelle que donne l'altitude.

La cure marine forestière, et Arcachon, particulièrement, revendiquent les tuberculeux arthritiques, éréthiques, sujets aux congestions, les névropathes, les insomniques, tous ceux en un mot qui ont besoin d'un climat calmant et tonique à la fois. Le ressort de cette station est donc des plus étendus : tuberculose en germination, tuberculose en infiltration et même en ulcération, toutes pourront y trouver l'arrêt ou, au moins, une trêve prolongée.

La variété des moyens d'action de cette cure diminue considérablement les contre-indications. La phtisie laryngée qui se trouve fort mal de l'altitude et de la mer rude admet très bien la cure forestière et marine : la toux étant diminuée, l'expectoration plus facile, le soulagement suit. L'entérite, que le bord de la mer aggrave en général, ne contre-indique nullement la cure marine atténuée.

Toutefois, celle-ci ne convient pas aux phtisies torpides, à marche lente, évoluant chez des individus mous et sans réaction. A ceux-là, je l'ai déjà dit, convient mieux la montagne et la Méditerranée.

Je n'ai parlé là que de la tuberculose chronique. Il est évident que les formes galopantes n'ont rien à gagner à un déplacement. Mais cependant que faire d'un malade qui vient de subir la première atteinte apparente sous la forme de ces congestions, de ces broncho-pneumonies en apparence grippales et qui ne cèdent pas au traitement ? Faut-il attendre un arrêt bien problématique, ou bien faut-il, brusquant les choses, arracher le malade à son milieu pour tenter la cure climatique ? Je n'hésite pas à répondre par l'affirmative ; si les forces sont suffisantes, si la lésion est peu étendue, malgré la fièvre, je crois qu'on peut le tenter, car, le plus souvent, à attendre, on perd du terrain. A la ville, pendant l'hiver, sans air, souvent même sans soleil, sans lumière suffisante, la maladie ne peut que s'aggraver. Au contraire, la forêt maritime, par ses propriétés calmantes, convient à cette situation et peut y apporter un remède rapide en attendant la cure marine.

Et dans cette énumération, je n'aurai garde d'oublier la simple campagne; dans une région sèche, protégée du vent, dans un immeuble bien aménagé, un médecin soigneux pourra toujours organiser la cure, et le malade, pris à temps, trouver la guérison.

Cela étant dit, il n'en reste pas moins beaucoup de vague dans ces indications, puisqu'elles consistent dans des appréciations de diathèses (?) de réactions nerveuses individuelles, autant d'éléments indécis et soumis à l'appréciation personnelle et au sens clinique du médecin. Mais n'est-ce pas là toute la médecine, tout l'art thérapeutique, suivant l'application de la vieille et si vraie formule que : il n'y a pas de maladies : il n'y a que des malades (Robin).

Aussi fut-ce avec un vif intérêt qu'on accueillit les communications successives de Robin et Binet, relatives aux échanges respiratoires des tuberculeux et dont les résultats semblaient apporter une base réellement scientifique à la cure de la tuberculose; chez l'immense majorité de ces malades, 92 p. 100 environ, il y a augmentation des échanges et des combustions respiratoires; la ventilation pulmonaire croît de 40 p. 100 chez la femme, de 80,5 p. 100 chez l'homme; l'oxygène consommé et l'acide carbonique exhalé croissent dans des proportions considérables; et cette exagération se voit, non seulement dans la phtisie chronique et jusqu'aux dernières limites de la vie, mais encore dans la phtisie aiguë et, chose plus remarquable, chez les prédisposés. « Les tuberculeux sont des consomptifs avant d'être infectés. » Joignons à cela qu'ils sont des déminéralisés (Robin, Gaube).

Voilà à coup sûr des données fort troublantes, puisqu'elles repoussent tous les traitements climatiques qui augmentent les échanges, à savoir l'altitude, et, ce qui nous intéresse particulièrement ici, la mer. Mais cette proscription n'est pas aussi absolue qu'elle en a l'air au premier abord, pour les raisons suivantes : a) D'abord 8 p. 100 environ des tuberculeux ont leurs échanges normaux ou diminués. b) « Si les échanges respiratoires s'élèvent au début du séjour à la mer (ce qui est attesté par les auteurs et semble d'ailleurs vraisemblable), ce phénomène disparaît dans un grand nombre de cas, après un séjour prolongé. » c) Certains malades à échanges exagérés voient même leurs échanges baisser en même temps que la maladie s'améliore. d) D'autres, malgré l'exagération de leurs échanges, ont besoin d'une stimulation temporaire qui relève leurs fonctions digestives par exemple. e) Parmi les prédisposés, ceux dont la prédisposition est « acquise par le surmenage ou les excès, échapperont mieux sur la côte à la cause originelle de leur déchéance. Et, ici encore, quand l'assimilation est défaillante, il est possible que nombre de ces prédisposés acquièrent plus qu'ils ne perdent ». f) Enfin, même ces effets d'exagération fonctionnelle admis par Robin et Binet, ont été surtout constatés sur le littoral méditerranéen, dont l'action excitante en beaucoup de points n'est pas contestable.

Que cette exagération se produise sur la côte de l'Océan, sur les plages battues par la mer, je l'accepte volontiers. Mais c'est justement là qu'apparaît la spécialisation de la cure marine atténuée dont l'action est si différente.

A cela M. Robin objecte que ce n'est plus la cure marine et qu'elle ne produit d'effets sédatifs que parce qu'elle se fait à l'abri de la mer. A l'abri, oui, mais auprès de la mer et surtout à sa portée, ce qui permet : d'une part, l'acclimatement et la graduation, éléments fondamentaux de toute cure ; d'autre part, l'usage intermittent de l'action excitante dont nous verrons les médecins d'Arcachon faire un usage si intéressant.

Les divisions que je viens de faire n'ont rien d'artificiel.

Un médecin exercé, rompu à l'analyse des tempéraments et connaissant bien son malade, peut prévoir les effets d'un climat sur lui. Et ce sont beaucoup plus les échecs de la climathérapie que ses succès qui montrent la réalité de ces indications. Par exemple, voici comment se passent souvent les choses:

Un prétuberculeux, névropathe, congestif, dans les meilleures conditions de guérison, séduit par l'irrésistible attirance du littoral méditerranéen, décide, malgré la résistance du médecin qui connaît les deux facteurs, d'y passer la saison d'hiver. Des effets fâcheux, des malaises, des accidents, quelquefois l'aggravation ne tardent pas à montrer l'erreur commise.

Heureusement, le plus souvent, le malade réussit à s'adapter, la crise climatique s'atténue ou s'épuise et l'amélioration survient, surtout si le médecin, attentif, a su parer par l'habitude ou une hygiène bien dirigée à l'incompatibilité du malade et du climat.

Voici des exemples de ces erreurs et de ces incompatibilités :

OBS. I. — Une enfant de 3 ans, fille d'une mère suspecte de tuberculose, peu développée et pâle, présente, en 1902, à la suite d'une grippe en apparence légère, un état de faiblesse et d'amaigrissement que rien n'expliquerait si je ne soupçonnais déjà la tuberculose. On la conduit à Cannes en janvier ; là, loin de s'améliorer elle pâlit davantage et maigrit. Il est vrai qu'elle y a subi une injection de sérum antidiphtérique pour une angine membraneuse bénigne. Mais je n'en suis pas moins inquiet de la voir revenir après trois mois plus pâle, plus maigre (100 gr. de moins) ; cependant rien d'appréciable à l'auscultation.

Mais en juin apparaissent des ganglions durs au cou, au sommet gauche la respiration devient rude et la température s'élève le soir. Malgré un séjour à la campagne (juin-juillet), puis à Bürgenstock (juillet-août) à 800 mètres d'altitude ; pas d'amélioration.

A Biarritz (septembre-octobre) elle s'aggrave ; la température s'élève plusieurs fois à 38° et de l'entérite apparaît.

Pendant l'hiver, n'obtenant pas de la famille le départ pour Arcachon que je désire et conseille depuis plusieurs mois, j'institue le traitement par la viande crue et le jus de viande cru, qui produit une meilleure mine, plus d'entrain et de gaité et un kilogr. d'augmentation. — Mais la fièvre persiste, les signes de germination du sommet droit et d'adénopathie bronchique continuent jusqu'à l'époque (avril 1903) où un séjour à Arcachon arrête l'évolution et modifie rapidement l'état local et l'état général.

Voilà, me semble-t-il, un bel exemple d'incompatibilité et d'inadaptation climatique. Elle devient plus intéressante encore si j'ajoute que pendant l'été Dinard a produit le même effet qu'Arcachon, preuve de l'analogie de ces 2 climats atténués qui justifie le rapprochement que j'en ai fait.

OBS. II. — Une fillette, 6 ans, très névropathe, sujette aux saignements de nez, est atteinte, au commencement de l'hiver 1903, d'une bronchite assez localisée avec adénopathie bronchique et toux coqueluchoïde.

Après guérison de cette poussée, elle part avec toute la famille *dont c'est l'habitude* pour la Côte d'Azur.

Là, malgré une hygiène bien conduite, elle fait une poussée fébrile avec nouvelle bronchite, et revient au bout de 3 mois sans amélioration notable.

Aux environs de Paris, où elle est conduite, elle s'améliore beaucoup, mais, pendant un séjour en août sur la Manche, elle a une pleurésie avec congestion pulmonaire inquiétante, durant quelques jours.

Voilà donc deux cures climatiques pourtant bien différentes, mais également nuisibles.

Cette enfant rentre au contraire à mon avis dans le ressort de la cure marine, atténuée.

V

La Cure proprement dite.

CONCEPTION GÉNÉRALE

Pour comprendre le fonctionnement de la cure marine et forestière à Arcachon, il faut savoir que la station est formée de deux groupements distincts:

La « ville d'été », constituée par trois ou quatre rangées de villas, séparées par autant de rues s'étendant parallèlement à la mer, et orientées de telle sorte que la façade opposée à la mer est la plus ensoleillée ;

La « ville d'hiver »,se confondant absolument avec la forêt, formée de villas éparses, entourées de jardins et protégées par des pins.J'ai déjà dit le rôle de la forêt et de la dune. Ici la protection contre le vent est renforcée par la disposition du terrain au profil tourmenté et par la forme sinueuse des allées qui tendent à disperser les courants que n'ont pas arrêtés les obstacles naturels (1).

Entre les deux « villes » ou zones est une zone mixte accrochée au flanc de la dune, participant à l'abri de la forêt, mais influencée par l'effluve marine.

Pendant longtemps la cure d'Arcachon fut purement forestière; la ville d'été était réservée aux villégiatures ; au début de l'existence d'Arcachon, bien que Pereyra ait envisagé la possibilité d'user de la cure marine, ses successeurs, particulièrement G. Hameau, se montrèrent très exclusifs et proclamèrent que seule la cure forestière devait être retenue. Vers 1890, on commença à utiliser simultanément et parallèlement la forêt, la plage et même le bassin comme complément de la cure forestière : cure mixte. Dans ces dernières années, on tend à utiliser davantage la cure marine pure d'emblée, avec habitat sur la plage, et la cure de bateau.

Ces variétés de cure sont utilisées tantôt simultanément, tantôt comme stades ou degrés successifs d'un traitement approprié à la gravité de la maladie, à la résistance du malade, à ses réactions, enfin à la rapidité de son amélioration. Le passage d'un degré de cure à un autre se réalise facilement par le changement de zone et pour les malades à l'hôtel, grâce à cette combinaison que chaque hôtel de la forêt a son correspondant sur la plage.

A. — PRÉDISPOSÉS

Ce que j'ai déjà dit des indications thérapeutiques qui conviennent aux prédisposés me permettra d'être bref.

Les prédisposés supportent aussi bien que les sujets sains la cure marine dans ses deux modes les plus actifs: la cure sur plage ou même la cure sur mer. Toutefois j'ai assez dit mon sentiment sur ce point, pour montrer l'utilité d'une graduation dans l'application de la cure mariné, particulièrement aux enfants.

Pour réduire au minimum les effets d'adaptation chez les sujets nerveux,

---

(1) Il ne faut pourtant pas exagérer l'efficacité de ces dispositions. Le vent se fait encore sentir dans la ville d'hiver, mais l y est très atténué alors même qu'il souffle avec violence sur la plage.

il faut, dans les premiers jours, limiter la durée des séjours à la plage et ne les augmenter que progressivement, en ayant égard à l'état du sommeil, de l'appétit, du poids, et (ce qui est toujours utile, même chez ceux qui sont normalement apyrétiques) de la température.

Je me hâte d'ajouter qu'à Arcachon, les inconvénients et contre-indications étant limités, la vie à la plage est d'emblée bien tolérée par tous; quant à la cure sur mer proprement dite, à part quelques intolérances exceptionnelles, elle est le plus souvent d'une réalisation très facile par les procédés que j'indiquerai plus loin. C'est dire que, pour ces sujets, la cure forestière se réduit pour la plupart à rien, et pour quelques-uns à une courte phase d'observation.

B. — PRÉTUBERCULEUX

La cure des prétuberculeux à Arcachon comprend en général deux phases : la cure sur la plage et la cure sur mer. A part quelques sujets particulièrement nerveux, quelques femmes sujettes aux bouffées pleuro-pulmonaires pré- ou post-menstruelles qui se réclament de la cure forestière, on peut, dans la grande majorité des cas, débuter par la cure de plage.

1er Degré, cure de plage. — Le malade logera dans un hôtel ou une villa bordant le bassin, ou bien dans la zone moyenne, à la limite de la forêt. A ceux qui habitent sur la plage il est bon de conseiller, surtout lorsque la cure débute en hiver, de prendre une chambre à coucher orientée sur les terres et plus ensoleillée. Ils y trouveront plus de chaleur, plus de calme quand la mer et agitée, et par conséquent (pour quelques-uns au moins) plus de sommeil. Ce sont là de ces détails auxquels doit veiller tout médecin soucieux d'éviter à ses malades les moindres inconvénients, et initié aux variétés multiples de la réactivité individuelle.

On réglera avec précision la cure diurne, la durée du séjour à la plage, la durée des repos; dès le début on initiera le malade aux inconvénients et aux dangers du vent et de l'insolation.

Aux prétuberculeux maigres on imposera des repos prolongés, la position horizontale après les repas, dont l'action sur la digestion est si réelle et qui se traduit par des augmentations de poids si rapides. Ceux-là prendront le premier repas au lit et ne se lèveront que une ou deux heures après; puis ils fréquenteront la plage et pourront y circuler jusque vers midi. Après le second repas, ils s'étendront une heure ou une heure et demie, puis ils pourront revenir à la plage, si la marée le permet, jusqu'à l'heure du dîner.

A quelques-uns on imposera le coucher avant le repas du soir. C'est un procédé d'une utilité remarquable chez l'enfant : en calmant l'excitation du jour, en reposant les membres avant l'heure du repas, en supprimant la fatigue, minime en apparence mais réelle, de la toilette après dîner, il permettra une alimentation plus copieuse, un sommeil plus précoce, et, de ce fait, une dépense moindre, une récupération plus parfaite, une assimilation meilleure. D'où un engraissement plus rapide.

Je parle de cure à la plage, et cependant c'est un reproche que l'on peut faire à Arcachon : la plage y est bien maigre puisque l'envahissement progressif du flot l'a réduite à des proportions minimes. Mais est-ce bien là un inconvénient? Je ne le pense pas, et voici pourquoi. Pour l'adulte, la plage invite aux longues marches; sur le sable détrempé, et à plus forte raison sur le sable sec, l'incertitude du pas et l'instabilité du pied sont une cause de fatigue sans aucun profit pour la respiration ni même pour le développement musculaire. Pour l'enfant, la plage est prétexte à jeux interminables qui n'ont de limites que le mauvais temps ou la chute du jour, et encore!

Or l'action intensive du soleil et du vent (qui deviennent plus tard un élément de tonification et de consolidation de la cure) constitue au début un inconvénient qui nuit à l'engraissement et à l'assimilation, que nous cherchons avant tout à favoriser chez le prétuberculeux. Tout inconvénient disparaît au contraire si le malade est au repos, ce qui implique le séjour sur la terrasse ou le balcon.

2º Degré, cure de bassin ou de bateau.— Quand l'augmentation du poids, la reprise des forces, la régularité du sommeil, le rétablissement des fonctions digestives et l'intégrité des fonctions intestinales montrent que l'acclimatement est fait, on peut entrer dans la seconde phase de la cure marine, *la cure sur mer*. Mais celle-ci n'est réalisable que si la saison est clémente; en hiver, seulement pour les sujets entraînés; pour la majorité, elle ne devient possible, suivant les années, qu'en mars ou avril.

Il va sans dire que cette cure exige de grandes précautions. Il faut éviter au malade toute crainte, toute émotion, toute perturbation. La cure commencera par un jour calme, sans vent et chaud autant que possible; le malade prendra des vêtements exceptionnellement chauds, ne laissant à découvert ni le cou ni les poignets, ne laissant passer l'air par aucune fissure. Les vêtements de cuir sont très recommandables. Bien entendu le malade doit se munir de couvertures suffisamment épaisses, d'une pèlerine imperméable en cas de besoin et d'une bouillotte chaude pour les pieds.

Pour pratiquer la cure marine, les médecins d'Arcachon disposent d'un matériel varié qui permet de graduer l'entraînement;

On utilise d'abord de petits bateaux à fond plat et sans mâture (*pinace*), permettant l'installation d'une chaise longue, et que l'on manœuvre à l'aviron.

Ce bateau, qui est impropre à supporter, avec un malade à bord, une mer un peu forte, est utilisé de deux façons : tantôt il reste à l'ancre à quelques encâblures du rivage; tantôt il sert aux premières sorties pour des promenades à courte distance et parallèles à la côte. Même dans ces conditions si modestes et si prudentes, le malade prend toutes les précautions indiquées plus haut. Quand il est entraîné, il ne redoute ni la houle ni le vent et, dès ce moment, peut faire usage de petits voiliers qui se présentent sous deux formes : l'un, sorte de bac à fond plat, plus grand que la pinace, permet aussi la chaise longue; l'autre est la barque ordinaire des pêcheurs, plus rarement un bateau à demi ponté. Ces bateaux, parcourant tout le bassin dans les zones que n'abrite plus directement la dune, sont souvent munis d'une tente que construisent les marins au moyen de quelques cercles et d'une toile imperméable dite *capot de cure*.

La durée de la cure sur mer varie avec le temps, avec la résistance du malade et avec son entraînement. D'abord d'une demi-heure à une heure au plus, elle peut se prolonger ensuite toute l'après-midi et même, commençant le matin, permettre de déjeuner en barque ou sur quelque point abrité de la côte où le malade peut s'étendre. Mais bien entendu, il faut pour cela un entraînement déjà ancien et un goût spécial pour ce passe-temps. Chaque sortie doit être réglée par le médecin. Les malades trouvent d'ailleurs dans les marins habitués à cette mission de confiance des conseillers prudents et qui savent bien leur éviter les grains et les embruns.

Le contrôle des effets de cette cure est facile : la température comme toujours, le sommeil, l'appétit, le poids, en sont les éléments fondamentaux. Quant la preuve est faite, que la tolérance est absolue et les réactions fâcheuses nulles, on agrémentera les promenades d'exercices, tels que la manœuvre du bateau, la pêche et la chasse.

Enfin, aux sujets déjà vigoureux que ne menacent ni la fièvre ni l'hémoptysie, l'aviron fournira un excellent moyen d'entraînement, de développement musculaire et d'expansion thoracique.

Les résultats de ces pratiques ne se font généralement pas attendre : l'augmentation de l'appétit est le plus évident. L'amélioration respiratoire ne tarde pas aussi à apparaître. Elle est, dans quelques cas, remarquablement rapide : ce qui semble dominer chez la plupart des prétuberculeux, c'est l'augmentation de la perméabilité des sommets ; là où le murmure vésiculaire était affaibli, l'ampleur et l'intensité de l'inspiration augmentent, la rudesse diminue et il est remarquable qu'après trois mois, deux mois, la modification est telle qu'au retour on trouve les deux inspirations sous-claviculaires identiques, alors qu'au départ elles étaient très dissemblables.

Il est un symptôme que modifie particulièrement bien la cure marine, c'est la température. Je ne parle ici que de la température des prétuberculeux, et, plus particulièrement, de l'enfant prétuberculeux. Chez certains jeunes sujets présentant des signes de prétuberculose : anémie, adénopathies, etc., on voit la fièvre vespérale et la fièvre de fatigue durer des années presque sans arrêt, malgré un développement à peu près normal. Dans presque tous ces cas cependant, il y a quelques troubles digestifs, fermentations intestinales, poussées légères d'entérite, constipation, et il m'a semblé que cette association (petit foyer de tuberculose atténuée et troubles digestifs), conditionne ce type fébrile. La fièvre est d'ailleurs minime : le matin, la température est de 37°1 à 37°3 ; le soir, elle varie entre 37°8 et 38°1, et cesse très rapidement après le dîner. L'enfant n'en éprouve d'ailleurs aucun malaise appréciable, et ce symptôme serait parfaitement méconnu si on ne le cherchait. Ce n'en est pas moins un phénomène morbide et qu'on peut considérer comme un critérium de l'état général et de l'évolution de la maladie.

A la ville comme à la campagne et à la montagne, la fièvre persiste, le repos l'atténue sans la supprimer. Au contraire elle disparaît ou au moins s'atténue très nettement sous l'influence de la cure marine.

Voici entre autres un exemple de l'action antithermique de la cure de la plage et de bateau. C'est la suite de l'observation I rapportée page 23.

Cette enfant, dont la température depuis des mois oscille de 37°ou 37°2 le matin, à 38°2 le soir, est conduite à Arcachon le 8 avril 1903; elle habite un hôtel sur la plage ; dès le troisième jour, la température, tout en restant à 37° le matin, ne dépasse plus 37°6 le soir, puis elle remonte parfois à 38°, mais moins souvent et irrégulièrement. Cette atténuation n'est pas due à l'influence du repos, car l'enfant se lève et se couche aux mêmes heures qu'à Paris. Après vingt jours de bateau, la température oscille entre 37°2 et 37°5 ou 6. Mais cette fois, on n'obtient pas encore l'apyrexie absolue.

Dès le retour à Paris, la température remonte comme avant la cure marine, mais alors qu'en un an l'enfant n'avait gagné que 600 grammes de poids, elle a augmenté de 1 kilogr. en 2 mois d'Arcachon et les signes sthétoscopiques qui étaient à l'arrivée, faiblesse respiratoire au sommet droit avec retentissement des bruits du cœur et léger souffle d'adénopathie bronchique, ont disparu.

Pendant l'hiver 1903 le poids augmente mais la fièvre continue très régulière (37°9 38°3 le soir). Deux poussées d'appendicite obligent à opérer en avril 1903.

Malgré cela, la température monte presque tous les soirs. Le 19 avril, elle est encore à 38°3. Le 22 avril, l'enfant arrive à Arcachon; le 23 la température ne dépasse pas 37°4 et, pendant deux mois, sauf trois ou quatre fois, elle reste au-dessous de 37°3. Revenue à Paris le 21 juin, la température remonte à 38°1, puis tous les jours à 37°7 ou 8. Le 1er juillet elle arrive à Dinard; immédiatement la température se régularise à 36°9 ou 37° le matin, 37°4 ou 5 le soir, et, depuis son retour à Paris (octobre 1903) jamais la température n'a dépassé 37°3 ou 4 le soir. C'est la guérison.

On remarquera, comme je l'ai déjà dit plus haut, l'action analogue et complémentaire de Dinard sur la fièvre.

Comment donc agit la cure sur mer?

1º Un élément d'abord s'impose : c'est l'intensité de l'aération sous un mode réellement unique avec un air d'une pureté absolue;

2º Il faut tenir compte de la luminosité exceptionnelle de l'atmosphère marine, luminosité spéciale qui se traduit par la rapidité des pigmentations qui se forment sur les parties découvertes des téguments; cette pigmentation semble due à l'intensité d'action des rayons chimiques. Lalesque, qui analyse ces effets, se demande si ces rayons n'ont pas une action spéciale sur la nutrition.

3º Enfin la cure trouve un adjuvant très digne de remarque dans les mouvements que l'action combinée de la mer et du vent communique au bateau. Le tangage et le roulis, qui sont pour quelques-uns, rares il est vrai, une cause de malaise, deviennent pour d'autres des agents physiques et mécanothérapiques de premier ordre. Quelle que soit en effet la position du malade dans le bateau, il réagit nécessairement à ces déplacements par des mouvements spontanés et inconscients. Il en résulte des effets musculaires, circulatoires, nerveux, que Lagrange a étudiés sur un autre terrain et qui ne sauraient être négligeables. Et si ces réactions sont utiles chez les prétuberculeux, combien le sont-elles davantage chez les malades condamnés à l'immobilité complète et prolongée que nous aurons à étudier tout à l'heure! Parmi ces réactions, il faut en isoler une, c'est celle de l'appareil respiratoire dont le rythme est notablement modifié par les mouvements de la mer.

Et c'est vraisemblablement l'ampleur de ces mouvements, combinés avec la suraération marine et les modifications de l'activité nutritive qui convergent pour produire d'aussi bons résultats.

La cure, telle que je viens de la décrire, peut s'appliquer à la grande majorité des prétuberculeux. Il est des cas cependant où l'on doit ralentir la succession des stades de la cure marine, soit que le malade la tolère mal, soit que la maladie exige une action plus modérée. Dans le premier groupe rentrent ces sujets névropathes excitables à un haut degré que trouble l'air de la mer ou le bruit du flot (ils sont rares); ceux que le bateau énerve ou fatigue, et particulièrement les tachycardiques, les palpitants.

J'ai vu un jeune sujet, dans ces conditions, contracter pendant une promenade en bateau faite par un beau temps, mais dès son arrivée, une congestion pulmonaire du sommet avec poussée d'adénopathie bronchique qui décela une tuberculose soupçonnée seulement à cause de la tachycardie, mais jusquelà imperceptible à l'auscultation. Voilà, si l'on veut, un exemple de crise climatique, mais due comme toujours — je l'ai dit plus haut — à une cure trop hâtive.

Dans le second groupe rentrent les convalescents de pleurésie, de bronchite, congestion pulmonaire ou pleuro-pneumonie suspectes. A ceux-là convient mal la cure marine d'emblée; on leur conseillera l'habitat en forêt pendant quelques jours, ou la zone mixte à la limite de la forêt.

Les jeunes prétuberculeux, à albuminurie intermittente, n'entreront que progressivement en contact avec la mer, mais on leur permettra l'habitat sur la plage d'emblée.

Enfin, il est une variété de prétuberculeux qui méritent une indication spéciale : ce sont les porteurs d'adénopathies bronchiques et les coquelucheux adénopathiques et suspects. Les premiers supportent remarquablement bien le séjour à la plage, pourvu qu'on leur interdise toute sortie les jours de vent.

Pour les coquelucheux, Festal a parfaitement fixé les indications de la cure. La coqueluche à quintes fréquentes avec excitation nerveuse ou fébrile, avec accidents bronchopulmonaires, se trouvera bien de l'atmosphère antispasmodique et décongestionnante de la forêt. A la plage, on enverra les formes traînantes, torpides, avec inappétence et troubles gastriques. Intermittent d'abord et par beau temps, le séjour deviendra ensuite définitif, mais avec cette indication déjà donnée, que l'enfant habitera une chambre donnant sur la terre au moins dans les premiers jours. De même, on y enverra de suite les coquelucheux avec catarrhe persistant et bronchorrhée. Enfin, la cure de plage terminera tous ces traitements, quelle que soit la forme première ; et, quand toute menace de réaction aura disparu, le bateau complétera la résolution des adénopathies bronchiques ; la rapidité plus ou moins grande de cette action sera le critérium de leur nature inflammatoire ou tuberculeuse.

C. — TUBERCULEUX PROPREMENT DITS

Comme pour les prétuberculeux, le traitement se fait en cure libre, mais dans la forêt. Il serait déplacé de discuter ici les avantages respectifs de la cure de sanatorium et de la cure libre. Huchard et Landouzy, en d'autres lieux, ont su défendre avec ardeur et puissance la possibilité et la valeur de la cure libre dans nos climats. Personne, à l'heure actuelle, ne conteste l'utilité du sanatorium et j'ai eu soin, pour ma part, de déterminer précédemment ses indications ; c'est un admirable instrument d'éducation hygiénique et prophylactique qui a disséminé partout la bonne méthode et facilité notre tâche à tous. On peut même affirmer que la cure libre n'est efficace que si elle s'appuie sur les éléments fondamentaux de la cure sanatoriale. Mais sur ces bases, la cure libre bien conduite donne d'excellents résultats.

Ce n'est pas le lieu de discuter ici les objections à la cure libre ; toutefois, puisqu'elles pourraient viser particulièrement celle que j'étudie ici, je les rappellerai brièvement :

1° On a dit que la direction médicale est trop peu présente et la surveillance insuffisante, d'où résultent des erreurs de régime et d'hygiène et des accidents multiples ;

2° La prophylaxie en cure libre serait insuffisante à cause de l'éducation nulle ou incomplète du malade, à cause surtout de la contagiosité de l'habitat; grosse objection à coup sûr, car tous conspirent à l'entretenir, médecins et malades; et parmi ces derniers, chose remarquable, ce sont les plus contagieux qui ont le plus peur de la contagion.

La meilleure réponse à ces griefs, je la trouve dans l'exposé intégral de ce qui se fait à Arcachon.

I. — Installation.

La première impression, quand on arrive dans la ville forestière, n'est pas très favorable. Les deux villes d'ailleurs n'ont pas la gaîté des cités du littoral méditerranéen. L'air n'y a pas le parfum troublant des jardins de Cannes ou de Nice; la mer n'a pas l'éclat ni la beauté incomparable des bords de la Méditerrance. Il n'y a pas de distractions prenantes, et, dans la forêt, l'horizon, tout de monotonie et de silence, est certes empreint de mélancolie. Mais je l'ai déjà dit, n'envoyons ici que les malades qui ont la volonté ferme de se soigner et guérir.

Hôtels. — Les hôtels de la ville d'hiver sont bien orientés pour que les chambres reçoivent le maximum de soleil, et suffisamment confortables. Les précautions hygiéniques et prophylactiques, après avoir été, il faut bien l'avouer, quelque peu négligées, sont de mieux en mieux réalisées : on proscrit les rideaux, les tentures et les tapis; mais il y a encore à faire pour mettre l'installation à la hauteur de nos exigences. Que les propriétaires le sachent et le retiennent; quelques progrès qu'ils aient faits, nous voulons plus encore. Toutefois ces établissements, tels qu'ils sont en ce moment, suffisent à bien conduire la cure dans de bonnes conditions de sécurité.

Villas. — Les villas bâties au milieu des pins sont toutes entourées de jardins et séparées de leurs voisines par des haies d'arbustes à feuillage permanent. Elles sont de valeur très inégale au point de vue hygiénique. Quelques-unes, les plus vieilles généralement, sont inconfortables, froides, parce que les murs sont trop minces, difficiles à chauffer, difficiles à désinfecter. L'ameublement trop vieux et les tentures en font des séjours à redouter et que les médecins ont mis plus ou moins ouvertement à l'index. Je souhaite ici que l'insuccès constant de ces bâtisses oblige leurs propriétaires à leur faire subir de profonds remaniements; plusieurs villas ont déjà été transformées durant ces dernières années pour le plus grand profit de l'hygiène et aussi de leurs propriétaires avisés.

Depuis quelques années, la construction s'est donc perfectionnée et de nouvelles villas se sont élevées qui ne laissent rien à désirer. Sous l'impulsion de Lalesque, des études commencées en 1895 ont abouti à la création d'un type vraiment pratique, de désinfection facile et qu'on peut appeler la villa hygiénique modèle, car il n'est pas exagéré d'y voir « un véritable instrument de prophylaxie antituberculeuse ».

On en trouve maintenant un assez grand nombre disséminées dans la ville d'hiver et dans la zone mixte; je n'entrerai pas dans les détails de leur aménagement, il suffit de dire que le sol y est imperméable, d'un seul tenant, sans rainures ni interstices, que tous les angles y sont arrondis, que les corniches, moulures et plinthes n'existent pas; que les parois sont recouvertes de toiles peintes et lavables, ou peintes au ripolin; que le mobilier y est extrêmement simple et d'un lavage facile, que les rideaux et tentures en tissus lavables sont réduits à leur minimum et radicalement bannis des chambres. Si on ajoute que les pièces sont éclairées par des baies larges et hautes qui permettent l'aération, il faut avouer que les nouvelles villas réalisent un parfait instrument de cure.

II. — Désinfection

Ces installations diverses, si parfaites qu'elles puissent être, ne sauraient mériter toute notre confiance si elles n'étaient doublées d'un service de désinfection irréprochable. C'est ce qu'a bien compris le corps médical d'Arcachon et l'on ne saurait passer sous silence les louables efforts de Festal en particulier qui n'a épargné ni le temps ni les démarches pour aboutir, avec l'appui de tous ses collègues, à un ensemble très complet de mesures prophylactiques.

Je n'entrerai pas dans tous les détails de ce mécanisme, laissant ce soin au Dr Bourges qui l'étudiera avec sa grande compétence d'hygiéniste.

Toutefois, la tactique suivie par nos confrères pour éveiller l'intérêt d'une municipalité bien disposée mais ignorante de ces choses, et pour persuader les propriétaires de l'utilité de la désinfection, montre une ténacité si opiniâtre, une ligne de conduite si précise et si scientifique qu'on peut vraiment la donner comme exemple aux médecins et aux municipalités de villes qui, tout en se réclamant de leurs vertus climathérapiques, sont encore bien arriérées. Et certes, l'œuvre n'était pas facile, à une époque où la loi ignorait l'hygiène et la désinfection, ne donnant qu'un maigre pouvoir aux autorités et ne les obligeant à rien. Aussi, jusqu'en 1900, les médecins n'ayant à leur disposition ni loi ni ordonnance de police pour appuyer leurs demandes, eurent-ils l'ingénieuse idée de prendre comme mobile un élément puissant : l'intérêt des propriétaires. Jusqu'à cette date, ils se bornaient à agir par persuasion auprès des familles, en les engageant à faire désinfecter au moment de leur départ, au moyen d'appareils que les médecins avaient fait acquérir par des industriels. Si elles refusaient, on avertissait le propriétaire que, faute de désinfection, son immeuble ou son logement serait mis à l'index.

En 1900, le maire, M. Veyrier-Montagnaire, prend un arrêté approuvé par la préfecture, prescrivant la désinfection des locaux, villas, hôtels habités par des malades, et place la désinfection sous l'autorité d'un médecin sanitaire, lequel détache d'un registre à souches deux certificats constatant que la désinfection a été pratiquée; l'un est remis au locataire et l'autre au propriétaire, lui permettant de faire la preuve de l'innocuité de son immeuble (Katz).

La question financière qui seule pouvait rendre pratiques et efficaces ces décisions fut résolue par l'insertion, dans les polices locatives concernant les villas, d'une clause particulière, mettant à la charge du locataire la désinfection quand elle est jugée nécessaire par le médecin traitant, et spécifiant qu'elle serait faite sous la surveillance du médecin sanitaire suivant un tarif municipal. Enfin, un arrêté récent a rendu la désinfection obligatoire.

La prophylaxie a été entendue par certains propriétaires sous une forme plus simple, beaucoup moins répandue que la précédente et qui, du reste, n'est appliquée que dans la ville d'été. Les propriétaires refusent de recevoir les malades contagieux et inscrivent dans leur contrat de location une clause qui annule ce contrat, en cas d'infraction. Cette mesure paraît au premier abord excellente, puisqu'elle permet la location aux prétuberculeux, habitants ordinaires de la plage ; mais comment ces propriétaires peuvent-ils reconnaître qu'un de leurs locataires est contagieux, ou même qu'il est malade ? Ce n'est certes pas le médecin qui le leur dira. Et d'ailleurs, où commence la contagion ? Tel malade d'aspect sain est souvent plus contagieux par les quelques crachats qu'il émet le matin à son réveil que certains tuberculeux anémiés et presque cachectiques dont l'aspect maladif ne laisse aucun doute au plus ignorant et qui cependant ne crachent pas.

Cette mesure n'a donc pas grande valeur, et, pour lutter réellement contre la contagion possible, pour faire de la vraie prophylaxie, il faut poursuivre à outrance le perfectionnement du matériel de cure ; il faut interdire les immeubles vieux et malpropres que certains propriétaires ont l'audace de mettre en location, exiger la simplification du mobilier, la destruction des tentures, la suppression des papiers, l'amélioration et l'imperméabilisation du parquetage. Cela, nous le demandons instamment à nos confrères. Il faut que l'obligation de la désinfection soit réelle, qu'aucun propriétaire ou hôtelier ne puisse s'y soustraire, que l'instrumentation soit parfaite, la surveillance et le contrôle efficaces et continus, cela, nous le demandons à la municipalité. A cette condition seulement, Arcachon restera à la hauteur de sa tâche, et si médecins et édiles continuent à agir avec union et bonne entente, leur ville restera digne de sa déjà vieille réputation.

Actuellement, l'organisation est parfaite *en apparence* : désinfection du linge et de la literie par l'étuve Geneste-Herscher, des matelas par le formol à l'autoclave, des locaux par la formolisation au moyen de l'appareil Hotton, du plancher, des plinthes et corniches par le lessivage, et des parties lavables des meubles par le sublimé ; tels en sont les éléments.

La surveillance et la compétence de M. Duphil, actuellement chargé du contrôle, nous sont garants de la réalité de ces mesures ; mais ont-elles bien l'efficacité immuable qu'on leur prête ? Oui, si l'on en croit les affirmations de Trillat, les expériences probatives de Lalesque et Rivière, de Duphil sur les poussières des appartements, de Laporte sur les livres (appareil Hélios fonctionnant dans l'air humide). A toutes ces recherches, sauf celles de Lalesque et Rivière, il manque malheureusement le contrôle de l'inoculation des poussières aux animaux.

Sur ce point, je m'en rapporte à l'opinion et à la critique de Bourges. Il m'a semblé toutefois que la confiance grande que l'on a dans l'efficacité de la formolisation nuit au développement des autres pratiques de désinfection.

Je demande qu'on pratique plus largement le lavage avec les antiseptiques ; qu'on porte plus d'attention sur l'intérieur des meubles, tiroirs, rayons, angles des armoires, commodes, tables de nuit ; que, dans les chambres tapissées de papier non lavable, on nettoie les murs par friction avec le pain, procédé très pratique qui enlève remarquablement les poussières sans les répandre, et qui en permet facilement la destruction par la combustion dans la cheminée de la pièce. Je demande enfin (mais c'est là une mesure dont on peut laisser le soin aux nouveaux locataires) que toute la vaisselle de toilette (cuvette, pot à eau, vase de nuit, verre à dents) qui peut être si redoutablement infectant, soit désinfectée par l'ébullition ou le flambage.

Alors seulement la désinfection me paraîtra *réellement* complète.

III. — Pratique de la cure.

Cure libre en forêt. — Le rôle du médecin en cure libre me semble plus complexe et plus difficile qu'en cure fermée. Il n'est aidé ni par la tradition, ni par la discipline qu'accepte implicitement tout malade par son entrée au sanatorium, ni par l'exemple et l'imitation qui sont les grands adjuvants de la cure sanatoriale. Non seulement il lui faut beaucoup de science, de pénétration psychologique, de dévouement et de résistance physique qui sont des qualités nécessaires à tout bon médecin, mais il doit avoir une énergie et une habileté exceptionnelles pour lutter contre les préjugés des malades qu'on lui envoie, trop souvent dénués de toute éducation hygiénique ou imbus de préjugés pernicieux; trop souvent aussi il lui faut combattre les pires ennemis du tuberculeux : je veux dire la dépression morale, la désespérance et la tristesse, qui résultent de l'uniformité de la vie et de la monotonie de l'entourage. Plus qu'au sanatorium, il se trouvera aux prises avec cette susceptibilité et cet égoïsme qui sont particuliers à certains malades. Là, plus que partout, il doit pénétrer dans l'intimité morale de son malade, diriger sa volonté, régler le désir d'action que tout homme a en soi, et ainsi il saura éviter, par son autorité, les chutes morales qui nuisent tant à la bonne marche de la cure. C'est bien là que luit la vérité du mot de Sabourin : « Tant vaut le médecin, tant vaut la cure. »

Sur les règles générales de la cure libre, on ne saurait mieux dire que Guiter : « La cure libre n'existe pas si elle n'obéit à un programme d'existence dont tous les détails doivent être réglés par le médecin traitant avec précision et minutie; elle n'existe pas si elle n'est l'observation d'une discipline librement consentie, dont les multiples exigences doivent être débattues et imposées dès les premiers jours... Il y a là comme une sorte de contrat entre malade et médecin, et c'est au médecin d'en faire respecter les clauses. »

Le médecin ne laisse rien à l'imprévu, il indique ou choisit la villa, l'appartement, la chambre; dans la chambre, il indique la position du lit et du paravent, le degré d'ouverture de la vitre d'aération, le nombre et l'épaisseur des vêtements nocturnes; pour le jour, il indique la place de la chaise longue suivant les heures, les précautions à prendre, les vêtements et couvertures nécessaires. « Il règle tout dans les détails suivant la résistance du malade, son impressionnabilité, son éducation hygiénique ou son inexpérience. »

A Arcachon, comme partout, la cure se résume dans trois éléments fondamentaux : repos, suraération, suralimentation.

Le repos est de règle au début; sur ce point il n'y a pas d'exception; il ne cessera que si la stabilité thermométrique est obtenue, ce qu'on ne peut voir qu'après quelques jours d'observation. Le médecin en profite pour apprendre au malade à discipliner sa toux et surveiller les pratiques antiseptiques, l'usage du crachoir et la désinfection des crachats.

La cure de repos se pratique ici comme partout. Certains malades utilisent un hamac qu'on peut fixer entre deux arbres et dont la légèreté permet le facile transport. Ce système me paraît peu recommandable, car le hamac n'abrite pas, il est trop mobile, il ne se prête pas facilement aux changements

de position, détend moins que la chaise longue ; il n'est donc utile que pour
faciliter des promenades en forêt entrecoupées de repos horizontal.

L'aération continue n'offre ici aucune difficulté ; l'humidité nocturne n'est
pas une contre-indication, puisqu'elle contribue à empêcher le refroidissement.

La suralimentation doit se faire à Arcachon avec une grande prudence ;
l'aération et le climat forestier augmentent certainement l'appétit, mais sans
l'intensité que donnent l'altitude ou le bord de la mer au début ; et cela, à
mon sens, est un avantage, car je n'apprécie pas pour mes malades cet
engraissement formidable, cet embonpoint trompe-l'œil que recherchent
tant certains établissements de cure ; ils s'obtiennent toujours aux dépens
des fonctions digestives et des organes d'assimilation, pour aboutir en somme
à l'inappétence finale ; mieux vaut pour le tuberculeux guérir maigre qu'obèse.

Je ne pousserai pas plus loin l'étude de la cure ; elle se fait sous le contrôle du thermomètre qui est le critérium du repos, et de la balance qui est
le critérium de l'alimentation. Le médecin trouve un adjuvant précieux dans
l'auto-observation du malade qui doit contenir les détails les plus précis sur
l'emploi du temps, le sommeil, l'appétit, la digestion, la toux, la température.
Tous ces faits présentés constamment dans le même ordre, sur un cahier
spécial et chaque feuille correspondant à un jour. Ce cahier d'auto-observation, dont le schéma a été publié par Lalesque dans un travail paru en 1896,
est d'un usage général parmi les médecins de la station ; il me paraît être
un élément indispensable de la cure libre. Sans lui, il n'y a pas de contrôle
complet.

Effets de la cure forestière. — Les effets de la cure forestière se manifestent
progressivement. L'acclimatement est généralement facile et l'adaptation sans
à-coups. C'est dire que la crise climatique fait défaut et que les effets de la
cure forestière consistent surtout dans l'atténuation des symptômes les
plus fâcheux. La toux diminue, la respiration se ralentit, devient plus facile,
l'expectoration se fait avec moins d'effort, et pour peu que le malade y prête
quelque attention, la toux n'apparaît plus que pour l'expectoration. Par suite,
le sommeil s'améliore, les oscillations de température diminuent et le poids
ne tarde pas à augmenter. Tels sont, du moins, les résultats que décrivent
les médecins d'Arcachon.

Ces effets se prolongent plus ou moins suivant les sujets. Souvent, au bout
d'un certain temps, l'appétit diminue, le malade s'attriste, dans ce cas il est
utile de varier un peu la monotonie de la journée en y apportant quelque dis-
traction. A ce titre le cheval est un élément recommandable à quelques
apyrétiques. La pratique en est facile à Arcachon, grâce au développement des
chasses à courre dans cette région, à la nature du sol et aux nombreuses
voies qui sillonnent la forêt. L'équitation distrait, éveille l'appétit et facilite
la respiration.

Quand la forêt a produit tous ses effets, que le médecin connaît à fond
son malade, qu'il a mesuré ses réactions, apprécié sa résistance, il peut alors
décider si la cure forestière pure doit être continuée ou si l'on peut tenter
l'influence marine. Si les notions qu'il a acquises ne lui permettent pas
encore de prendre une décision sur ce point, il fait quelques essais prudents
et espacés de séjour à la plage. Au bout de peu de jours, la température, le

sommeil, la toux et l'appétit ont fourni les éléments suffisants et nécessaires à cette décision. Dès le début, certains sujets se montrent intolérants; ce sont en général des femmes ultra-nerveuses ou hystériques, des congestifs, sujets aux maux de tête et à l'insomnie, enfin quelques intolérants qui toussent à la mer. Tous continueront leur cure en forêt pour attendre une nouvelle période d'essai en d'autres temps; et quelquefois l'intolérance disparaît.

Les autres passeront à la cure mixte ou à la cure marine pure.

Deuxième stade de la cure : cure mixte. — Le malade est admis à la cure mixte quand la diminution de l'appétit, la stagnation ou la diminution de poids indiquent qu'il ne fait plus de progrès, ou bien quand la monotonie de la forêt commence à lui peser. Alors, tout en continuant à y habiter, il fréquente la plage, d'abord de façon intermittente, puis tous les jours si le temps le permet. La fréquence et la durée du séjour sont réglés d'après la température, le sommeil et les réactions nerveuses.

Cette cure a généralement pour effet d'augmenter l'appétit, de faciliter les digestions, d'améliorer la nutrition et le moral. Quand tout est en bonne voie, le malade peut essayer du bateau.

La durée de la cure mixte est des plus variables ; pour quelques-uns elle est toute la cure, pour d'autres elle n'est qu'une transition à la cure marine proprement dite.

Troisième degré de la cure : cure marine proprement dite. — La plupart des médecins d'Arcachon utilisent la cure marine comme l'aboutissant et le complément de la cure forestière.

Lalesque admet cependant à la cure d'emblée tous les malades à peu près (1). J'avoue que je n'aurais pas cette hardiesse et que, malgré les arguments cliniques qu'il apporte, je la considère comme exceptionnellement indiquée. Elle convient aux torpides qui ne connaissent ni congestions, ni fièvre, ni insomnie, qui toussent peu ou seulement le matin; à ceux dont l'appétit est languissant, l'estomac flasque ; aux lymphatiques gras et pâles; enfin aux bronchorréiques. Pour les autres, on agira différemment suivant que le malade arrive en hiver ou au printemps. Dans le premier cas, l'habitat sur le bassin est impossible d'emblée; dans le second, quand la saison des tempêtes est passée, il est très acceptable pour la plupart des malades.

Plus facilement que les malades de la zone forestière, l'habitant de la plage peut commencer de bonne heure la cure de bateau parce que l'adaptation est déjà faite et surtout parce que la proximité du bateau permet d'utiliser la moindre accalmie et de revenir à l'abri à la moindre fatigue.

J'ai suffisamment décrit le matériel de cette cure, la manière de s'en servir, les précautions à prendre, la progression à suivre, pour n'y pas revenir. J'ai dit comment on peut, par l'aménagement du bateau, protéger le malade contre le vent, bien que Lalesque (opinion peu partagée je crois) déclare que « le vent n'a pas d'inconvénients ».

Les effets du bateau sont sensiblement les mêmes que ceux que j'ai étudiés à propos de la prétuberculose, mais ils sont d'autant plus appréciables

(1) Vidal, d'Hyères, déclare aussi (*Congrès de Nice*, 1901) qu'il devient de plus en plus hardi dans l'utilisation de la mer, et qu'au total il obtient d'aussi bons résultats au bord que loin de la Méditerranée.

que les sujets sont plus malades et par suite plus sensibles aux moindres influences. On conçoit quelle variété apportent, dans la vie d'un malade depuis longtemps immobilisé, ces séances de bateau qui ne sônt qu'une transposition heureuse de la cure de repos permettant de changer de place, de varier son horizon, d'observer la ville et la côte, de jouir de la vie du port. Et tout cela sans la moindre fatigue, sans autre intervention de la part du malade que ses mouvements d'adaptation au bercement du bateau.

Et c'est ce qui fait l'originalité de ce procédé de cure si différencié qu'on ne peut le comparer à aucun autre. La promenade en voiture qu'on serait tenté d'en rapprocher ne donne pas les mêmes effets; le vent, la poussière, les heurts de la route, les coups de collier, le bruit enfin, en diminuent l'action incontestablement bonne. Les malades du reste, bons juges en la matière, font entre les deux procédés et leurs effets des différences très nettes, et, pour juger de ces effets, il suffit de lire les auto-observations que contient le livre de Lalesque.

Outre le relèvement de l'appétit, l'amélioration de la digestion, ce qui frappe particulièrement, c'est le calme et la détente que donne l'usage du bateau; chez la plupart le sommeil s'améliore; quelques-uns, insomniques la nuit, dorment fort bien en bateau; la fièvre, la toux et l'expectoration diminuent.

Ce sont là des points qui ont été longtemps contestés, mais les faits sont indiscutables. Je l'ai dit pour la fièvre de germination ; la fièvre de suppuration, bien que plus résistante à l'influence marine, diminue presque toujours si on applique strictement la cure de repos. Les hémoptysies, pour lesquelles la mer semble à beaucoup d'auteurs très pernicieuse, sont aussi presque toujours heureusement influencées ; elles diminuent peu à peu et arrivent même à disparaître dans des formes hémoptoïques invétérées.

Alors que la cure forestière ne peut se prolonger au delà du mois de mai à cause de la chaleur qui rend ce séjour impossible, la cure marine peut durer pour les malades entraînés presque toute l'année, exception faite de trois ou quatre mois d'hiver. Toutefois le plus grand nombre abandonnent la cure pendant la saison chaude.

C'est une faute, semble-t-il au premier abord, car on devrait rester fidèle à un climat qui donne de bons résultats (Jaccoud, Daremberg, Lalesque); les difficultés de l'adaptation, les inconvénients de la crise climatique possible, les dangers des voyages rapides et des fatigues inévitables le prouvent suffisamment. Mais la question n'est pas si simple, elle se complique de tant de conditions secondaires (devoirs familiaux, nécessités sociales, restrictions pécuniaires ou sentimentales) que, quelle que soit l'heureuse influence d'un climat, le malade doit le quitter pour des périodes plus ou moins longues.

Il y a des malades pour lesquels il faut varier les climats comme les médications ; les enfants rentrent dans cette catégorie : j'ai observé, après Vidal, d'Hyères, que les séjours courts et répétés à la mer agissent mieux qu'un séjour très prolongé. Et puis certains malades s'accommodent mal de la tristesse du climat marin pendant l'hiver; ceux-là peuvent passer la période des pluies à Pau, au Cambo.

Pour le prétuberculeux, quand la cure marine a produit tout son effet, quand les signes de germination, la congestion, ont cédé, et même pour le tuberculeux, quand toute réaction locale ou générale a depuis longtemps disparu, le changement de climat est très favorable.

Mais quel climat conseiller ? Il est impossible sur ce point de donner une indication générale : tout est bon pendant la belle saison, pourvu que ce ne soit pas la ville ou une région trop chaude qui expose le malade aux inconvénients des chaleurs d'été et de l'inappétence qui en résulte.

Dans certains cas, très améliorés, une altitude moyenne (800 à 1000 mètres) ou plus élevée (1000 à 1500 mètres), dans une région abritée, peut compléter heureusement les effets de la cure marine, en mettant en jeu l'élasticité des poumons, en combattant les adhérences pleurales et leurs conséquences.

Plus souvent, particulièrement chez les prétuberculeux jeunes, il y a intérêt à continuer la cure marine, en changeant de latitude avec la saison ; pendant l'été, les malades d'Arcachon trouveront dans certaines stations bretonnes dont j'ai parlé un complément très actif de la cure.

Les alternances ont des effets incontestables ; l'exclusivisme est la pire des choses en thérapeutique ; à vouloir trop tirer d'un climat on compromet les effets d'une cure bien conduite. Les médecins des stations climatiques devraient se persuader de ces vérités fondamentales, car c'est eux-mêmes qui doivent prendre l'initiative de ces changements, le médecin traitant en étant le plus souvent incapable ; il leur faut pour cela une éducation climatique générale qui manque à trop de praticiens.

C'est par des changements pondérés, bien dirigés, par des graduations prudentes, que l'on conduit le tuberculeux dans la lente voie de la guérison.

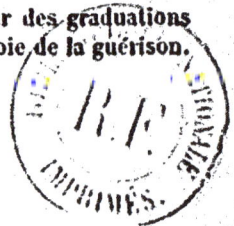

Poitiers. — Imprimerie de la *Revue des Idées* (BLAIS et ROY).

www.ingramcontent.com/pod-product-compliance
Lightning Source LLC
Chambersburg PA
CBHW060442210326
41520CB00015B/3814